中国医学临床百家

穆雄铮　吴颖之 /著

颅缝早闭症
穆雄铮2016观点

CRANIOSYNOSTOSIS

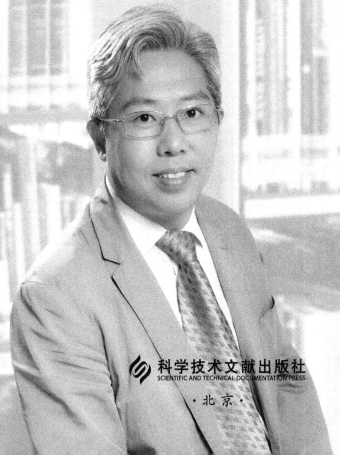

科学技术文献出版社
SCIENTIFIC AND TECHNICAL DOCUMENTATION PRESS

·北京·

图书在版编目（CIP）数据

颅缝早闭症穆雄铮2016观点 / 穆雄铮，吴颖之著. —北京：科学技术文献出版社，2017.1（2017.12重印）

ISBN 978-7-5189-1832-4

Ⅰ.①颅… Ⅱ.①穆… ②吴… Ⅲ.①颅—小儿疾病—研究 Ⅳ.① R726.2

中国版本图书馆 CIP 数据核字（2016）第 203859 号

颅缝早闭症穆雄铮2016观点

策划编辑：王云晶 责任编辑：王云晶 王锞韫 责任校对：赵 瑷 责任出版：张志平

出 版 者	科学技术文献出版社	
地 址	北京市复兴路15号 邮编 100038	
编 务 部	（010）58882938，58882087（传真）	
发 行 部	（010）58882868，58882874（传真）	
邮 购 部	（010）58882873	
官 方 网 址	www.stdp.com.cn	
发 行 者	科学技术文献出版社发行 全国各地新华书店经销	
印 刷 者	虎彩印艺股份有限公司	
版 次	2017年1月第1版 2017年12月第4次印刷	
开 本	880×1230 1/32	
字 数	98千	
印 张	6.5 彩插10面	
书 号	ISBN 978-7-5189-1832-4	
定 价	88.00元	

序一
Foreword

韩启德

　　欧洲文艺复兴后，以维萨利发表《人体构造》为标志，现代医学不断发展，特别是从 19 世纪末开始，随着科学技术成果大量应用于医学，现代医学发展日新月异，发生了根本性的变化。

　　在过去的一个世纪里，我国现代化进程加快，现代医学也急起直追。但由于启程晚，经济社会发展落后，在相当长时期里，我国的现代医学远远落后于发达国家。记得 20 世纪 50 年代，我虽然生活在上海这个最发达的城市里，但是母亲做子宫切除术还要到全市最高级的医院才能完成；我患猩红热继发严重风湿性心包炎，只在最严重昏迷时用过一点青霉素。20世纪60~70年代，我从上海第一医学院毕业后到陕西农村基层工作，在很多时候还只能靠"一根针，一把草"治病。但是改革开放仅仅30多年，我国现代医学的发展水平已经接近发达国家。可以说，世界上所有先进的诊疗方法，中国的医生都能做，有的还做得更好。更为可喜的是，近年来我国医学界开始取得越来越多的原创性成果，在某些点上已经处于世界领先地位。中国医生已经不再盲从发达国家的疾病诊疗指南，而能根据我们自己的经验和发现，根据我国自己的实际情况制定临床标准和规范。我们越来越有自己的东西了。

要把我们"自己的东西"扩展开来，要获得越来越多"自己的东西"，就必须加强学术交流。我们一直非常重视与国外的学术交流，第一时间掌握国外学术动向，越来越多地参与国际学术会议，有了"自己的东西"也总是要在国外著名刊物去发表。但与此同时，我们更需要重视国内的学术交流，第一时间把自

颅缝早闭症的定义和认识

1. 颅缝早闭症的定义

颅缝早闭症是指单一或多条颅骨缝过早闭合而继发的头颅外形异常及颅内压力增高所致的各种临床症状。颅缝早闭症中单纯颅骨型、颅面复合型和合并肢体畸形的综合征型的颅骨畸形，构成具有挑战性的形态和功能性临床难题：形态改变为颅颌面骨性畸形，功能改变为颅内高压性智力和视力障碍。由颅骨畸形（颅腔狭窄）和大脑发育生长间矛盾所引发的颅内高压，其发生和发展因颅缝早闭症的临床类型不同而表现为轻重不等的脑功能异常，给患者带来不同程度的智力障碍和心理伤害。

2. 颅缝早闭症的历史

颅骨畸形和颅缝早闭症的密切关系早在 19 世纪已被 Virchow 和其他学者所认识。19 世纪末期，在许多此类病例中，手术减压已经是一种明显需要进行的治疗方法，手术是沿着闭合的颅缝切除一条颅骨，或将骨瓣抬高。但是，虽经应用各种材料来减慢重新骨化，但复发率仍然很高，需再次手术。1956 年波兰神经外科医师 Powierowski 建议施行全颅骨切除术，并使用头套以保护脑部和便于颅骨重新形成。在一段时间里，这种手术方式得到不少神经外科医师的认同，他们认为这种手术相较于颅面矫正手术简单易行，危险性较小。1973 年法国 Daniel Marchac 医师发表了颅骨全切除手术后发生前额部陷凹畸形的并发症报告，同时介绍了一种尖头畸形的矫正手术方法，术中应用了眶上骨桥前移及镶嵌固定的技术，将颅穹窿的游离骨块移位和重新排列。在颞窝部做一个骨组织的 Z 形手术可更容易地获得稳定的固位。

婴儿期大脑的发育较为迅速，颅脑发育生长力量对头颅外形有一定影响。Marchac 提出前颅扩大的浮动额骨瓣手术，以后广泛应用于各类颅缝早闭症的手术治疗，被称为全颅重建手术，它将已经矫正和前移的前额骨瓣仅仅固己的创新成果和可贵的经验传播给国内同行，不仅为加强学术互动，促进学术发展，更为学术成果的推广和应用，推动我国医学事业发展。

我国医学发展很不平衡，经济发达地区与落后地区之间差别巨大，先进医疗技术往往只有在大城市、大医院才能开展。在这种情况下，更需要采取有效方式，把现代医学的最新进展以及我国自己的研究成果和先进经验广泛传播开去。

基于以上考虑，科学技术文献出版社精心策划出版《中国医学临床百家》丛书。每本书涵盖一种或一类疾病，由该疾病领域领军专家撰写，重点介绍学术发展历史和最新研究进展，并提供具体临床实践指导。临床疾病上千种，丛书拟以每年百种以上规模持续出版，高时效性地整体展示我国临床研究和实践的最高水平，不能不说是一个重大和艰难的任务。

我浏览了丛书中已经完稿的几本书，感觉都写得很好，既全面阐述有关疾病的基本知识及其来龙去脉，又介绍疾病的最新进展，包括笔者本人及其团队的创新性观点和临床经验，学风严谨，内容深入浅出。相信每一本都保持这样质量的书定会受到医学界的欢迎，成为我国又一项成功的优秀出版工程。

《中国医学临床百家》丛书出版工程的启动，是我国现代医学百年进步的标志，也必将对我国临床医学发展起到积极的推动作用。衷心希望《中国医学临床百家》丛书的出版取得圆满成功！

是为序。

2016 年 5 月

序二
Foreword

　　仔细阅读了《颅缝早闭症穆雄铮 2016 观点》书稿，深深为该书所描述的内容和其深入浅出的叙述所吸引。

　　20 世纪 60 年代，Tessier P 创建颅面外科，其实颅面外科实践已有百余年历史，它的诞生就和颅缝早闭相关，Apert（1906）、Crouzen（1912）报告的综合征早于颅面外科成为学科之前。

　　张涤生老师 1976 年在中国率先开展眶距增宽症治疗，1982 年正式创建颅面外科独立学科，在 1982—1994 年，Marchac D（法）、David D（澳）、Kavamoto H（美）、Wolfe AS（美）等多次来华交流和手术示范，学科积累了数以千计的颅面外科治疗经验，穆雄铮是颅面外科的重要成员，由张涤生老师主编的中国第一部《颅面外科学》（1997），穆雄铮是主要作者之一。

颅缝早闭是颅面外科的常见疾病，其发病率是新生儿出生率的 1/5000 ～ 1/1700。颅缝早闭不仅仅造成头颅形态畸形，而且可伴有智力障碍和相应的面部器官畸形。颅缝早闭可以单独发生，产生尖头、歪头、斜头、扁平头、舟状头等畸形，也可是多种综合征的症状表现。Marchac D 1982 年编著出版了颅缝早闭的颅面部手术一书——《Chirurgie Cranio-faciale des Craniost é noses》。如今，阅读到穆雄铮编著的有关颅缝早闭研究进展的新书很高兴，该书取委婉叙事方式，将颅面外科的高深内容流畅地告诉读者。颅面外科原本是技术要求较高、多学科组合协同完成的疾病医疗的学科，一般医生认为该领域精深而不易触及或深入掌握；但阅读《颅缝早闭症穆雄铮 2016 观点》以后，您会觉得颅面外科并非高不可攀。在书中，对于颅缝早闭的病因、表现、治疗方法及治疗结果评估有深入浅出的叙述，展现了当今世界同行的经验和笔者几十年经验积累的概括。笔者用多篇幅描述了颅缝早闭的产生机制及当今世界对基因治疗的认识。基因治疗是颅缝早闭治疗的新亮点，有关颅缝早闭症预测性基因检测，提早预防和采取有效的干预措施是一研究方向。笔者提醒在颅面外科治疗中，重视认识、语言等高级神经功能的研究和评估，认为精神心理量表是"宏观"评估，而"微观"上，颅缝早闭症患儿大脑功能区发生的变化，常规影像学技术无法回答。笔者介绍了逐渐兴起和成熟的脑功能成像技术，功能性磁共振成像和功能性近红外光谱技术应用。在治疗上提出细胞3D打印技术应用和前景，设想第三代3D生物芯片打印，可以设计细胞芯片，在细胞上加工各种芯片传感器……这些设想实现后，或许将来可以由"人工超级智能化"（Artificial super intelligent）控制，用于医疗发展创新，今日的幻想或许几十年后能成为现实。

在此祝贺《颅缝早闭症穆雄铮2016观点》的出版，希望此书面世不仅在对疾病的认识上提高读者的认知，而且在创新性思维中能有所启示，目的是在颅面外科学发展中，增加来自东方的话语。

路漫漫兮，求索之途并非总崎岖！

上海交通大学医学院附属第九人民医院终身教授

王 炜

2016.3.9

作者简介
Author introduction

穆雄铮，现任复旦大学附属华山医院教授。

穆教授已完成千例头颅和颜面畸形的整形治疗，包括颅缝早闭症、眶距增宽症、面裂畸形、颅面综合征、颜面发育不全、唇腭裂后畸形、颅面外伤等，为颜面畸形患者重建了容貌，被称为"改头换脸"的手术先锋，深得患者好评，并因此获得了上海市科技进步一等奖、卫生部科技进步二等奖和国家科技进步三等奖等。他首创的眼眶放射治疗后畸形的一期整形手术被收入美国、日本等专著中。他撰写的关于面部轮廓整形总结报告，作为亚洲代表性美容整形论文，受到美国"面部整形外科档案（Archives of Facial Plastic Surgery）"的推荐，成为该杂志2011年度最受欢迎的十大论文之一。

他在国际整形外科领域，显示了强大的学术实力和活动能力。2011年当选为国际颅面外科学会理事和常务委员，是历年来该学会仅有的3个亚洲代表之一。2010—2012年当选为第九届亚太颅面学会主席。目前担任《颅面外科杂志》（美国）国际编委、《整形外科杂志》（美国）国际编审、《中华整形外科杂志》编委等。

前言
Preface

就在一年前，有个家长带着 4 岁的颅缝早闭症患儿辗转找到了我。小小患儿已经接受了两次开颅手术；看着头皮上错综的瘢痕和 CT 片上虽经多次截开而又再次闭合的颅骨，我感到佩服和遗憾。佩服的是，家长为了救治孩子，不惜花费重金治疗，即使手术效果不佳还是继续为了孩子奔波；遗憾的是，以前两次手术，选用的是已经淘汰的单纯颅缝切开术，这种早年教科书中描述的手术方法目前仍在使用。

实际上，自我的恩师——已故张涤生院士于 1978 年首先在国内开展颅面外科以来，颅缝早闭症的治疗方法已经有了革命性的改变。1998 年我在法国巴黎和美国达拉斯医学中心接受 Daeniel Marchac 等医生的颅面外科培训，对此疾病有了更为深入的了解。

在欧美地区，颅缝早闭症必须由多学科医生一起会诊，明确诊断和损害程度、制订分期治疗方案、评估手术风险。在联合会诊时，争论很激烈，各科医生会为了先矫正外形还是先改善功能各抒己见。随着近年影像技术和基因诊断水平的不断提高，学界对各种不同类型的颅缝早闭症病因和特点已经有了较为深入的了解，治疗手段也不单纯局限于颅缝切开，而更关注以颅底扩大为主的外形重建和颅面联合应用牵引成骨技术。

反观国内，近 20 年来医学治疗和研究的重点放在重大疾病和常见病方面。对于颅缝早闭症，无论是治疗和科研，均没有引起业界足够的重视，以致半个世纪前的手术方法仍在各大医院作为经典术式被选用，术后复发常见。更有甚者，有些儿科医生、神经外科医生接诊颅缝早闭症后，告诉患者家属无须治疗或无法治疗，以致延误手术治疗时机。另一方面，此病目前尚未纳入新生儿出生缺陷监测中，医疗保险也因为其外形整复而无法覆盖。如此种种，令人唏嘘不已。

对于颅缝早闭症这个有潜在智力伤害的颅面外形异常疾病，是时候引起业界和社会的重视了。当我们面对受疾病之苦的患者和家属，医者的仁心不单单是同情，而更多的是如何用精湛和最新的技术帮助他们攻克疾患，建立信心和勇气。《中国医学临床百家》丛书在我国医疗事业蒸蒸日上的当下，拾遗补缺，重点突破，正好满足了我上述的担忧，其创意之适时和英明，如雪中送炭，无疑对全民健康水平的提高有莫大帮助。

十分感谢我学生杨君毅、卢云鹤、潘思妲对本书无私贡献希望本篇如滴水入河，汇成医疗集成之大海。祝《中国医学临床百家》丛书更上层楼。

复旦大学附属华山医院整形外科

穆雄铮

目　录
Contents

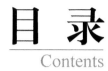

定于鼻根部及眶壁上，而不与颅穹窿相接连，这样大脑的发育推力就可以将它推向前方。

近 5 年来，学界注意到后颅窝的扩大对降低颅腔压力、改善大脑的发育也有积极意义。随着牵引成骨技术的进步，后枕部的扩展技术有了新进展，尤其是对综合征型颅缝早闭症伴有颅内高压和脑积水的患者，治疗效果明显。

3. 颅骨生长、颅缝、颅缝链和头围

颅缝早闭症的发生和颅骨，尤其是颅底部的生长异常有关。颅骨生长可以认为是颅缝功能区、颅缝链的规律性变化过程。

（1）颅缝：颅缝是指颅骨块之间的间隙，为膜状结缔组织，其发育对颅底形态有一定的影响。一些功能性颅缝牢固地黏着于硬膜，如矢状缝一直保持与硬膜的坚固粘连。颅缝的生理性闭合从颅骨内板逐渐开始，直到 50 岁左右在外板仍留有颅缝的痕迹。一般 3 岁后颅缝失去功能，如果切除颅缝则不再自行重组。在颅缝早闭症中颅缝整体消失（图 1）。

（2）颅缝链：颅缝链是指颅盖缝、颅底软骨片缝和其间相应的软骨连接；功能区是指前颅面呼吸 - 视觉 - 消化

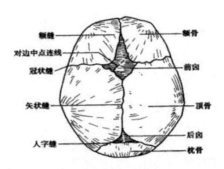

图 1 正常颅缝示意图

（图片来源：穆雄铮，王炜. 儿童整形外科学. 浙江：浙江科学技术出版社，2015.）

功能区、后枕脊运动 - 体位功能区，以及连接前述二区的混合骨环。是对与颅缝呈垂直方向颅骨生长过程的人为划分。矢状缝与颅骨宽度的生长相关；前方的额 - 顶冠状缝支架，起自囟门，与居中颅骨的前后向（矢状长度）生长相关；后方的人字缝支架，与颅骨的侧面生长相关，而两侧的顶 - 鳞缝支架则连接冠状缝支架和人字缝支架，与颅骨垂直方向的生长相关。上述颅缝链在发育过程中移行于面部的相关骨缝，进而和面部发育相关。

（3）硬脑膜：硬脑膜是与颅骨生长关系密切、富有弹性的纤维膜，其血供丰富，有一定的成骨作用。硬脑膜把颅内大脑和小脑稳妥地固定在颅底而不受运动应力的损伤，它发出许多加固性纤维束，在颅腔内形成额 - 冠束、顶区横束、枕区弓形横束，前二者和冠状缝和人字缝区密切关联。这些弓形横束继续行走到颅底并紧密地黏着在鸡冠突、筛孔板、蝶、翼后缘和颞岩嵴。从硬脑膜发出的脑镰分隔并固定大脑和小脑于颅腔之内。硬脑膜引导大脑生长的方向。硬脑膜有密封作用，用以加固蛛网膜，防止脑脊液外溢，保证大脑悬浮于脑脊液内自由活动，免受硬性颅腔壁的挫伤。

（4）头围：胎儿头围是指围绕胎头一周的最大长度，通常可以评估胎儿头部的大小，从而预测胎儿的发育状况。

头围是指从前额的鼻根到后脑的枕骨隆突绕一周的长度。头围的大小可以间接反映颅骨和大脑的发育情况。儿童自出生后头围在第一年变化较大（表1）。

表1　1岁内小儿的头围变化

月份	男孩	女孩
出生	31.8～36.3cm，平均33.9cm	30.9～36.1cm，平均33.5cm
满月	35.4～40.2cm，平均37.8cm	34.7～39.5cm，平均37.1cm
2个月	37.0～42.2cm，平均39.6cm	36.2～41.0cm，平均38.6cm
3个月	38.2～43.4cm，平均40.8cm	37.4～42.2cm，平均39.8cm
4个月	39.6～44.4cm，平均42.0cm	38.5～43.3cm，平均40.9cm
5个月	40.4～45.2cm，平均42.8cm	39.4～44.2cm，平均41.8cm
6个月	41.3～46.5cm，平均43.9cm	40.4～45.2cm，平均42.8cm
7～8月	42.4～47.6cm，平均45.0cm	41.2～46.3cm，平均43.8cm
9～10月	43.8～49.0cm，平均45.7cm	42.1～46.9cm，平均44.5cm
11～12月	43.7～48.9cm，平均46.3cm	42.6～47.8cm，平均45.2cm

（表格来源：王卫平．儿科学．北京：高等教育出版社，2004.）

儿童自 1 ~ 10 岁，头围又有不同的变化。一般而言，出生后的前半年会增长 8cm，出生后的后半年会增长 3 ~ 4cm，满 4 岁后，头围的增长就很慢了，10 岁后头围很少增长。

头围动态观察是反映颅骨生长、颅缝和颅缝链是否正常的重要指标。头围在 1 岁时平均约 46cm；2 岁时 46.8 ~ 48.5cm；4 岁时 47.9 ~ 49.3cm；5 岁时达到 50cm；10 岁时 49.9 ~ 51.0cm；15 岁时接近成人头围 54 ~ 58cm。临床上，如果实际头围比正常平均值大或小两个标准差，则可诊断为头大或头小畸形。

在颅缝早闭症中，常见头围变小，提示头颅的发育发生异常。

4. 颅缝早闭症的病因及流行

颅缝早闭症的病因方面，少数患者与代谢性疾病有关，如佝偻病推迟颅骨闭合而高发斜头畸形。孕妇服药也可致胎儿畸变，如服用丙戊酸钠致单颅缝早闭症或多颅缝早闭症；服用甲状腺素以及烟草致胎儿非综合征型颅缝早闭症等。

颅缝早闭症的发生更多的和遗传、基因异常有关。Longaker 实验确认，来自硬膜、具有不同表型性质的颅缝细胞可以作用于颅缝的开放和闭合，并指出在颅缝闭合过程中出现 TGF-β1 和 FGF（mRNA）的过表达。在闭合颅缝的硬膜细胞内有 LGF-1 和 LL-MRA 表达，而在开放颅缝的成骨母细胞内部没有这类基因的表达，说明通过这些活性肽，可产生硬膜和骨缝之间的交互作用。在另一些结合成纤维细胞生长因子受体（fibroblast growth factor receptor，FGFR）、S252W 基因突变的 Apert 综合征的研究中发现，颅缝骨性融合机制是基于骨母细胞的超前程序性细胞凋亡。在研究颅缝骨化的分子生物学机制方面，研究指出：在相关成骨母细胞内有 PKCα、IL-lα 和 GITaseRNA 三种效应器的超表达。在研究鼠颅骨成骨母细胞中，Mansukhani 也发现分别相当于 Crouzon 病和 Apert 综合征中的 C342Y 和 FGFR2、S252W 突变可抑制成骨母细胞的超前顺序性细胞凋亡；细胞基因学家把 7p15.3 区和 7p21 区定为致颅缝早闭症的光谱带的危象区。找到致颅缝早闭症相关的 Twist 和 GL13 基因突变是肯定这种相关性的必要条件。三角头畸形常与染色体 9、染色体 11 和染色体 13 的畸变相关，文献报道有 3p22-p24 和 11q23-q24 染色体中间缺失的表现。

目前比较明确有基因突变的畸形多见于综合征型颅缝早闭症，其中 FGFR 起了重要的作用，它们分别是位于染色体 8p 和 10q 的 FGFR1 和 FGFR2，位于染色体 4p 上的 FGFR3 和位于染色体 5q 上的 FGFR4。

Crouzon 病的标位是染色体 10q 的 FGFR2 异常，一个由密码子为 A391E FGFR3 基因突变所引起的 Crouzon，特别临床类型是一伴有黑色棘皮症的 Crouzon 病。Pfeiffer 综合征开始的标位是染色体 8p 上的 FGFR1，但有时也发现标位为 10q 的 FGFR 2 突变。Apert 综合征为 FGFR2 异合体突变，好发部位是位于 FGFR2 II 和 III 之间的密码子 252 和 253 标位。Saethre-Chotzen 综合征标位为染色体 7p21。颅额鼻成骨不全的致病基因标位于 Xq12，并证明为基因 EFNB1。导致 Boston 颅缝早闭综合征的基因 MSX2 标位于 Sqtei。Adelaide 颅缝早闭综合征的两个候选基因 FGFR3 和 MSX1 位于 4p16，Greiq 综合征的基因 GLB 位于 3p13。

颅缝早闭症的流行是指在规定时间内的患者总数对平均人口的商值。而发生率或频率是指在规定时间内新发生患者对新生儿的商值，即多少新生儿中出现一个颅缝早闭症患儿。实际上，新生儿诊断并不包括因胎儿期诊断出畸形而中止妊娠的病例，这在某种程度上影响了颅缝早闭症流行病学统计值的正确性，如学龄儿童因其他疾病而在影像检查中发现了颅缝早闭症，因此实际上颅缝早闭症的发病率应远高于现在得到的数据。

国际上报道的颅缝早闭症发生频率不尽相同，有报道为 1/4000 ～ 1/1700，或出生婴儿中的 1/2000，其中伴发综合征的比例为 15% ～ 40%。

一般来说，颅缝早闭症的发病率为 1/2500 ～ 1/2000。高加索人中以矢状缝早闭多见，可达到单纯颅缝早闭症的 40% ～ 55%；其次为冠状缝早闭症，占 20% ～ 25%；再次为额缝早闭症，占 5% ～ 15%；最少为人字缝早闭症。为单纯颅缝早闭症中 0 ～ 5%。亚洲人的发病情况略有不同，发生最多的为冠状缝早闭症，其次为矢状缝早闭症。额缝和人字缝早闭症的发病率和高加索人相差无几。目前国内未见颅缝早闭症发病率的相关报道。

5.Virchow 定律

Virchow 认为颅缝早闭症所致的畸形是可以认识的，人们可以按照发生早闭的颅缝数目和部位，将颅缝早闭症的头颅畸形分成不同的临床类型。作为头颅塑形的原动力，大脑生长的高峰期在出生后 3 年内，尤其是出生后的 2 个月内大脑容积可以扩大 50%。由于大脑在三维方向向外生长，把顶骨和额、枕和颞鳞部向左右分开，将枕骨推向后方，被前颅凹眶额平台推向前上方。根据 Virchow 定律，大脑向外辐射状生长之力如果受到早闭颅缝拉力的垂直对抗，可以造成早闭颅缝区颅骨生长的中止，未闭颅缝区颅骨的代偿性生长，进而造成代偿性头颅畸形。如冠状缝早闭所致的颅骨前后向变短，矢状缝早闭所致的头颅前后径的延长。

6. 颅缝早闭症的症状概述

颅缝早闭症的诊断通常基于临床上发生早闭的颅缝情况而定，其症状主要表现为头颅的形态异常（畸形），如双侧冠状缝早闭所致的短头畸形、单侧冠状缝早闭所致的前额斜头畸形、额缝早闭所致的额部三角头畸形、矢状缝早闭所致的舟状头畸形、单侧人字缝早闭所致的枕部后斜头畸形等（图 2）。一些多条颅缝发生早闭的头颅畸形较为严重，并可伴发除头颅以外的肢体畸形如并指（趾），表现为一些特定的综合征，如 Crouzon 综合征、Apert 综合征、Carpenter 综合征、Boston 综合征等。

几乎所有颅缝早闭症都有或多或少的慢性颅内压增高。有些轻度的慢性颅高压不会产生临床症状，也不影响大脑发育；但一些严重的颅内压增高（综合征型颅缝早闭症）或伴发脑积水（如 Chiari 综合征）的病例可以导致大脑发育受限、突眼和上呼吸道狭窄（上颌骨发育不良）等，严重影响患者的身心健康。

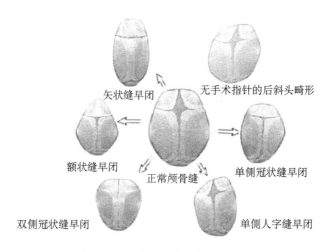

矢状缝早闭

无手术指针的后斜头畸形

额状缝早闭

正常颅骨缝

单侧冠状缝早闭

双侧冠状缝早闭

单侧人字缝早闭

图 2　不同颅缝发生早闭后导致头颅畸形示意图（彩图见彩插 1）
（图片来源：穆雄铮，王炜.儿童整形外科学.浙江：浙江科学技术出版社，2015.）

临床上一般将颅缝早闭症分为单纯颅缝早闭症（非综合征型）和综合征型颅缝早闭症。此种分类基本上可以区分不同严重程度的颅缝早闭症，通常以综合征型颅缝早闭症的功能和外形异常较为严重。

7. 颅缝早闭症的治疗概述

治疗方面，20世纪70年代前外科主要治疗方法为单纯早闭颅缝切开术，但术后多有颅缝再次闭合，几乎不能改善头颅外形和颅高压症状。20世纪70年代后额眶塑形和重置，以及全颅骨截开重塑的手术方法逐渐成为主流，其手术效果明显好于单纯早闭颅缝切开术，表现为头颅外形的改善和颅内压渐趋正常。这期间，牵引成骨技术包括：牵引支架和弹簧技术的骨再生技术的应用、可吸收坚固内固定材料的应用。使得颅骨截开重塑的效果更好，安全性更高，创伤更小。

虽然在颅缝早闭症的诊治方面，近20年来有长足的进步，但仍有较多问题有待解决。

何时进行手术干预是个比较重要的问题。通常认为1岁以内的颅骨重塑和扩张可以改善大脑发育的物理容积，但在具体病种的选择方面有些问题尚未明确。对于综合征型颅缝早闭症，多数学者建议颅腔的扩大在出生后5～6个月就应该进行；而对单纯型颅缝早闭症，手术的效果主要是改善头颅外形异常，其对脑发育是否有利尚未明确，故手术可以适当延后，如舟状头畸形可以延后至2岁左右手术。

常见的颅缝早闭症畸形

颅缝早闭症的主要解剖特点是一条或多条颅缝发生早闭或消失。斜头畸形是指单侧颅缝早闭所致的头颅左右向的不对称。

斜头畸形可以分为两类：一类为与单根冠状缝骨性融合相关的额部和面部不对称畸形；另一类是先天性斜颈及位置性高颅压病所造成的顶枕部颅后不对称畸形。

头颅畸形并非随意发生，而是遵循 Virchow 的头颅畸形发生理论，其特点是与早闭颅缝成垂直面的颅腔缩短和与正常颅缝成平行面的颅腔拉长。按 Virchow 理论发生的畸形会表现出不同形态的头颅畸形，临床以之命名。但实际上，这些头颅畸形的命名，只是按照头颅外形和临床习惯使用，并无明确定义和边界，有时会有混淆，因而给诊断带来一定困难。

斜头只是一种临床表现，可以表现为额部前斜头和枕部后斜头，以头颅的不对称为主要特征。

8. 额部前斜头畸形

额部前斜头有器质性前额斜头畸形和不典型前额斜头畸形之分：器质性前额斜头畸形，是指因单侧冠状缝早闭所致而发生单侧前额扁平畸形，前上方向观察时畸形更为明显。不典型前额斜头畸形是因单侧人字缝骨性融合所致，较为少见。表现为冠状骨性融合不完全，只发生在位于颅底的一些软骨 - 缝部位。筛骨弯曲成角（平均为17.7°），位于扁平额的对侧，即在健侧。其病理特点是冠状颅缝后端的骨性融合，而颞骨岩部保持原位（图3）。

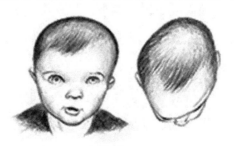

图 3 斜头畸形示意图

（图片来源：穆雄铮，王炜. 儿童整形外科学. 浙江：浙江科学技术出版社，2015.）

9. 枕部后颅斜头畸形

枕部后颅斜头畸形分为器质性后颅斜头畸形和功能性扁头畸形两类：器质性后颅斜头畸形主要临床表现为枕下部扁平，同侧顶骨可向前方突起，其结果表现为对侧后颅呈球形向后或往旁侧凸起；同侧颞部有不同程度的膨起；同侧额骨或轻度凹陷，或往前偏移。功能性后颅扁平畸形是多见于经常后颅着枕的卧位婴儿，特别好发于强制枕卧位的婴儿。

在鉴别诊断方面，器质性后颅斜头畸形发生额部扁平侧的耳朵前倾，而功能性斜头畸形发生额部扁平侧的耳朵后移，可资参考。

10. 短头和扁头畸形

短头和扁头从头颅形态上看有些相似，是指头颅的矢状前后径较正常为短，涉及前颅部和后颅部。

短头通常指颅骨前颅窝前后径小于正常人，表现为额部颅容积不足，并出现代偿性颞部凸出，多与双侧冠状缝早闭有关。扁头通常指颅骨后枕部的颅容积不足，多与人字缝早闭有关。如果在 CT 上没有见到早闭的颅缝，则可称为功能性扁头，多与胎儿在盆腔中的位置不正有关（图 4）。

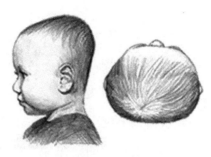

图 4　短头畸形示意图

（图片来源：穆雄铮，王炜 . 儿童整形外科学 . 浙江：浙江科学技术出版社，2015.）

后颅双侧对称发生的扁头畸形几乎全部可被诊断为对称性功能性扁头。应用三维计算机扫描成型技术（3D CT）还可以发现罕见的由双侧人字缝骨性融合所引起的颅骨增厚畸形；此外，双侧人字缝早闭并发后颅扁平畸形，仅表现为后颅凹缩小，顶间区隆起，呈"刀劈状"短头畸形（图5）。

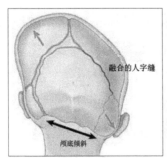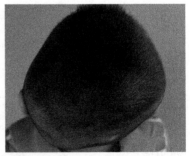

图 5　后枕部刀劈状短头畸形（彩图见彩插 2）

（图片来源：穆雄铮，王炜 . 儿童整形外科学 . 浙江：浙江科学技术出版社，2015.）

短头畸形是由双侧冠状缝早闭而致，可以理解为有两侧斜头畸形连合而成，颅骨架上可见冠状支架两侧倒置音叉状分支在蝶骨周围的骨性融合。塔头畸形或称之为尖头畸形（图6），与短头畸形有相同的发病机制和病因，只是严重程度不同，同时枕突的变化更为明显，如塔头畸形表现为枕部圆形突出畸形；侧面观，前额和后颅垂直位置，形似塔楼，故名为塔头畸形，伴有眶、鼻、额带的后缩；正面观，颅盖高而宽、双颞窝隆起，顶骨分开。矢状支架整体张开、额缝未闭、前颅宽阔、眶距增宽。眼眶球形，长轴向上向外偏斜。蝶小翼间角小，前颅额眶呈蝶样上眼眶畸形（图7）。

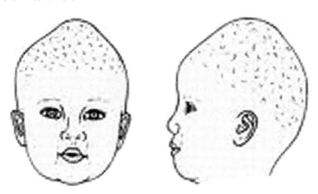

图 6　尖头畸形 示意图

（图片来源：穆雄铮，王炜.儿童整形外科学.浙江：浙江科学技术出版社，2015.）

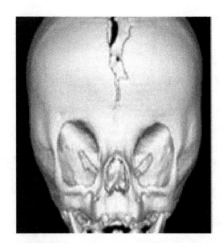

图 7　双侧冠状缝早闭性短头畸形中的蝶样上眼眶

11. 舟状头畸形

舟状头畸形在高加索人中最常见。法国 Marchac 医师报道，舟状头畸形占单纯颅缝早闭症的 50%。此畸形由矢状缝早闭引起，头颅的宽度变的狭窄，头颅前后方向拉长而出现畸变。顶骨区颅骨左右径缩短是所有舟状头畸形的共性。颅盖向前拉长，额骨前凸（图 8），头颅向后拉长，加剧了枕骨膨凸、前后双向拉长或中等度前后延长。Montaut 和 Stricker 将额部狭窄的舟状头畸形命名为狭长头，而将额部宽大的舟状头畸形称为楔形头。

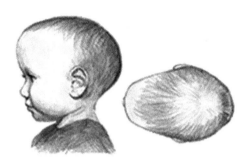

图 8　舟状头示意图

（图片来源：穆雄铮，王炜. 儿童整形外科学. 浙江：浙江科学技术出版社，2015.）

　　临床诊断方面，产前可做超声诊断（图 9），胎儿出生后可立刻确诊。出生后可见早闭颅缝的骨嵴突起，这是鉴别新生儿"臀位头颅"的可靠体征。一过性臀位头颅，也可出现头颅前后变长，但没有颅缝骨嵴突起，数周后畸形自行消失。但应该注意的是 5.5% 颅缝早闭者是臀位，5.5% 为双胎产儿。

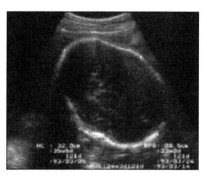

图 9　产前可做超声诊断发现舟状头畸形

（图片来源：穆雄铮，王炜. 儿童整形外科学. 浙江：浙江科学技术出版社，2015.）

近年的文献回顾认为，舟状头畸形对颅腔的压迫较少，因而也较少影响大脑的发育。法国 Eric Arnaud 医师的长期病例随访结果，包括手术干预和心理学评估，提示手术的目的并非是扩大颅腔，更多的是改善头颅外形；同时 1 岁以内手术干预的患儿反而不如 2 岁后手术干预的患儿心理更健康。

一般而言，欧美人的正常头颅较亚洲人更显前后向狭长，故对舟状头畸形的关注度大于亚洲人。而国人对于较为轻度的舟状头畸形，有时并未觉得异常。为此，笔者认为如果家长不是非常迫切地想改善头颅狭长外形，可以暂缓考虑手术干预。而对较为明显的舟状头畸形，双侧额部又较为狭窄的患儿，基于较小年龄的手术较易控制风险，可以考虑 1.5 岁以后进行手术干预。

12. 头颅畸形导致的智力发育受限及心理障碍

颅缝早闭症所致的头颅畸形会明显影响患儿和父母的心理健康，尤其是患儿和母亲之间关系尤为特殊。Ropero、Salyer 对面部畸形和正常儿童与母亲之间关系的研究发现，以父子间接触次数、微笑的频率、对话长短为客观指标，其差异是非常明显的，证明患儿和母亲之间已出现感情眷恋的破裂和母子（女）关系的破坏。学校教师对伤残儿童教学和生活方面歧视也是有害而客观存在的，影响颅面畸形儿童的学习成绩。笔者认为，关于 Apert 综合征患儿的预后，家庭环境对患儿的眷恋程度影响很大，Galli 指出 Apert 综合征并不等于智力障碍，切勿把颅面畸形儿童视为无药可治。应当把畸形儿童心理障碍列为手术指征之一。

（1）幼儿的智力发育障碍

智力发育延迟多见于综合征型颅缝早闭症。在非综合征型病例中，多颅缝早闭症对智力的危害高于单颅缝早闭症，尖头畸形最为多发（表 2）。伴有 FGFR3 中 P250R 基因突变的冠状缝早闭颅缝早闭症的预后很差。在对 Saethre-Chotzen 综合征所进行的分子生物学检测中发现 TWIST 基因的畸变对患者神经心理学发育的影响很大，染色体中间缺失的患者，其智力发育障碍的危险性比基因内突变者要高出 8 倍。

表 2　不同年龄不同颅缝早闭症在接受任何治疗前所测发育商数和智力商数的比率

颅缝早闭症类型	病例数	小于 1 岁		大于 1 岁		P 值
		病例数	（%）	病例数	（%）	
舟状头畸形	503	275	93.8	228	78.1	< 0.01
三角头畸形	289	158	82.9	131	80.9	NS

续表

颅缝早闭症类型	病例数	小于 1 岁		大于 1 岁		P 值
		病例数	（%）	病例数	（%）	
斜头畸形	197	114	90.4	83	80.7	0.08
短头畸形	60	37	89.2	23	52.2	< 0.01
尖头畸形	130			53	45.8	
复合畸形	49	11	86.4	27	59.3	< 0.04
Apert 综合征	38	11	45.5	27	3.4	< 0.05
Crouzon 综合征	75	10	80	64	65.6	NS
其他综合征	77	30	70	47	48.9	0.07

注：1417 例尖头畸形儿童都在 1 岁以内。

（表格来源：Marchac. 国际颅面外科年会报告 .2009.）

(2) 学龄期患儿的心理障碍

颅面畸形对学龄期患儿的心理影响主要表现为社交退缩、焦虑、抑郁、注意力分散和学习困难。患者的气质评估一般很难显示疾病的严重程度，有报告结果认为患者活动水平较高，节律性较弱，趋避性适中，适应性较弱，情绪本质较消极，坚持性适中，注意分散度适中，反应阈适中。

由父亲完成儿童行为量表，结果通常正常。在医师和母亲的协助下完成焦虑自评量表和抑郁自评量表，结果通常无焦虑症状，无抑郁症状。有患者家长告诉笔者，当患儿与小朋友相处时，同学有时会起外号捉弄他。他觉得有些小朋友对他好，有些小朋友对他不好，他认为对他不好的原因是因为"长得不好看"，他认为手术可以使他变得好看。

学龄患者大多已经有明显的心理阴影，但更多的是家长对其未来发展的担心。在这个年龄段，与其说是患儿有决心接受手术，不如说是父母更希望将未来的心理障碍尽早去除。家长知道手术风险较大，但为了改变儿女的容颜，更愿意让患儿和家庭承受痛苦，所谓长痛不如短痛。这足以表明，患者和其父母均已承受了长期的心理压力；而为了克服这种心理障碍，他们均已做了时间、经济上的准备，并希望通过手术整形而毕其功于一役。

（3）求职困难

求职对于人的一生非常重要，颅面畸形的患者，他们开始进入社会的第一步就是如何面对求职，以争取得到一份自己满意的工作。

某个招聘官曾经表露过，虽然从理论上讲，聘用对象主要是依据其能力和性格，但是不良面容无疑会影响其录取。他有一次面试一个内心相对同龄人成熟，也健谈大方的女孩，但是颜面容貌很差，是一位颅面畸形患者。说实话招聘官内心没有歧视她的意思，但当他和女孩坐下来深入面谈时，也不由自主地会产生心理排斥的感觉。由此可见，即使最有公平意识的招聘官面对颅面畸形患者也会或多或少在潜意识中有所顾虑。

对于同样的职位，有颅面畸形的求职者必须有远远超过相同条件求职者的能力或其他优势，方能成功获得。或许过度补偿性努力可以解释这些颅面畸形患者获得成功的原因，但不可否认，其隐含的意义不能排除社会对他的歧视，以及周围人们对不良容貌情不自禁地异样反应。那些负面的社会反应，对本来已经因为自身容貌异常而有心理障碍的患者，会进一步加重其心理问题，其发展结果要么是过度补偿性的自我努力，要么是自我封闭或自暴自弃式的心理压抑。

对于社会，尤其是专业的社会工作者，应该给予颅面畸形患者公平的机会和对疾病的关怀。比如招聘方，面对颅面有缺陷的求职者，应关注其聘用的标准：需要考虑面相的工作，诚恳地拒绝；不需要考虑面相的工作，在其他条件都满足的前提下，开诚布公的把可能存在的困难（旁人对畸形患者的反应等）和求职者沟通清楚，再考虑是否接纳。如果聘用的标准本身确实不合适，那么也不必因为同情心把双方都陷入进退两难的困境。

对于一个颅面有畸形的患者，如果手术治疗能够给予其正常的面容当然十分完美。但是有时即使经过了多次治疗，颜面外形也不尽满意，那么他／她应该在心理医师的帮助下建立成熟、稳定的心理防线，坦然面对求职或者以后工作中可能面对的各种困难。

心理健康完整的人，应该直面自己的颜面缺陷，有责任也有义务考虑清楚自己需要承担些什么，终究社会是互相合作和有分工的，虽然周围的人们对于第一次的印象有些异样，但是习惯了以后，人们会更关注其性格和能力。反过来对于身边的美人，如果天天面对，也会出现审美疲劳，这是一样的道理。

（4）求偶困难

来自澳大利亚和美国的数据显示，与普通人群相比，为了避免被拒绝，患者往往选择避免与他人形成亲密关系。身患先天性颅面畸形的成年人结婚的比例小，女性患者生育的比例小。很多患者考虑避免把致病基因传递给下一代而决定不生育。根据笔者的经验，在我国，对一些成年患者，或是由于其颅面畸形的容貌，或是由于其常年的心理障碍，在求偶过程中会碰到很多困难。这种困难可以进一步加重患者的心理负担。这是患者急于通过手术整形来改变容貌的因素之一。

（5）家长如何应对

作为父母，面对子女因为头颅和颜面畸形发生的情绪问题，不要觉得这是一件不值得关注的小事，其实如果孩子出现了负面情绪，而无法得到正确引导，那么会影响他们的心理健康，形成恶性循环。所以相对于正常孩子，为了给颅面畸形患儿营造一个更加快乐、正能量的成长环境，每一位父母都应该去正确应对孩子负面情绪。推荐下列方法给予孩子帮助：①了解孩子发生情绪问题的原因和动机，是什么问题让他/她有如此的情绪反应。②接纳孩子的情绪反应，并花些时间沟通；而当他表现出正向情绪时给予赞扬，鼓励他加强这种情绪的表达。多收集一些"逆境成才"的例子对孩子宣教，帮助孩子逐渐成为一个内心强大的人。③提供并协助孩子找出解决问题的方法以及对生活造成的障碍。如"脸难看"在学校可能受到老师、同学排斥，家长可以和老师联系，协助孩子和同学做好朋友以增加同学间的沟通。④试着以同龄小孩的心理反应的角度看待问题，去接纳自己畸形孩子的想法和看法。⑤教导孩子学习用语言表达情绪，降低被误解情形。⑥良好情绪示范，如家长需对自己的情绪有所掌控和了解，才能以身作则，并在处理孩子的情绪时，保持正面积极的方式。

总之，父母正确的引导能够为孩子们打造一个"健康心理"，让他们在心理健康状态下，始终用一种积极向上的方式去学习、成长。所以，推荐父母掌握以上应对孩子不良情绪的方法，同时更需要用心付诸行动，在孩子情绪问题上给予更多重视，必要时应请专业人员介入指导。

随着近年来颅面畸形多学科协作治疗的发展，身患颅缝早闭症的孩子在得到更有效的手术治疗的同时，心理咨询和辅导也使他们能够看清自身情况带来的消极面和积极面，从而从整体上提高整个家庭的生活质量。此外，社会的文明和进步也给患者带来了良好的心理成长环境。这种现象在发达国家已经开始显现，通过媒体宣传，颅面异常的孩子能够受到比普通孩子更多的社会资源支持，也同样能树立信心、健康成长。许多患者自身的情况成为正面教材的范本，影响着身边共同成长的小伙伴们，促进了社会文明的进一步发展。

颅缝早闭症的分类及危害性

13. 颅缝早闭症的分类

颅缝早闭症根据头颅畸形的严重程度分为单纯颅缝早闭症和综合征型颅缝早闭症。

以往的颅缝早闭症分类不甚明确，如基于发生早闭的颅缝多少，分为单颅缝早闭症和多颅缝早闭症；基于头颅外形不同分为斜头畸形、短头畸形、三角头畸形、舟状头畸形等；基于是否伴发全身其他症状而分为综合征型和非综合征型颅缝早闭症；基于是否伴发眶距畸形而分为是否有额眶鼻发育不良症。上述不确定的分类，给临床治疗方案的选择造成一定程度的混淆，不利于规范治疗程序和疗效总结。

近年来，随着临床治疗方面大样本的统计和比较，尤其是国内外对该疾病严重程度的认知，大多数学者建议将颅缝较少发生早闭和对脑发育影响较小的颅缝早闭症称为单纯颅缝早闭症，如舟状头畸形、斜头畸形、三角头畸形等；而将多条颅缝发生早闭和伴有颅骨畸形以外其他部位畸形的颅缝早闭症称为综合征型颅缝早闭症，如短头畸形、三叶头畸形、Crouzon 综合征、Apert 综合征。后者通常都有一定程度的脑发育障碍，或潜在的脑发育障碍倾向。这个分类要归功于欧美多个颅面外科中心的通力合作和资源共享，其中法国 Necker 儿童医院的 Daniel Marchac 和 Eric Arnaud 医师贡献了近 30 年的 3000 多例临床治疗综合统计资料，包括手术疗效的比较、手术方法的选择，基因检测和心理评估，有较高可信度。

14. 综合征型颅缝早闭症的危害性

综合征型颅缝早闭症不但存在头颅和颜面的外形问题，更严重的是该型疾病所带来的对病患的相关功能性伤害。

（1）慢性颅内压增高

慢性颅内压增高是临床上可能影响大脑发育，有潜在继发其他并发症风险的症状。

对颅缝早闭症患者进行定期的颅内压检测有助于澄清诸多问题，没有一种类型的颅缝早闭症可完全免于发生颅高压的危险，但可以肯定的是：颅高压的发生率和早闭颅缝的多少成正比，综合征型颅缝早闭症发生慢性颅内压增高的比例高、危害性大，且颅高压发生率随着患者年龄的增加而增高。

眼底变化、颅骨影像片的改变和颅高压之间并无很明显的相关性。在被确诊的颅高压患儿中，85% 眼底正常，35% 有颅骨指压切迹的影像学表现。

颅高压和神经心理状态的关系比较密切，颅高压儿童的生长系数和智商都明显低于正常儿童。Thompson 认为即使单颅缝早闭症也有发生颅高压的可能。在综合征型颅缝早闭症中，后破裂孔区静脉回流梗死的发生率为51% ～ 99%。在研究综合征型颅高压病例中上呼吸道阻塞和颅高压的相关性时，Gunzaler 认为上呼吸道阻塞可以诱发或加重颅高压。

综上所述，在颅缝早闭症手术以前，特别是对手术指征不确定时，测定颅压是一项有益的措施。

（2）前后颅窝变窄压迫大脑发育

综合征型颅缝早闭症，尤其是伴发短头畸形的患者，前后颅窝所在的头颅前后径明显变短，因此压迫了颅内的大脑组织，导致脑组织发育受限，严重者将进而影响患儿的智力发育。

为此，儿童的智力测定十分必要。目前可以选用的智力测定方法有 Brunet-Lezine 试验（年龄为 1 ～ 2.5 岁）、Brunet-Lezine 量表（2.5 ～ 3 岁）、新智力量表（大于 3 岁）。对语言障碍患儿，可以采用 Wechster 儿童智力表做智力应答测定。

影响颅缝早闭症智力应答的原因通常不止一个，往往有多个因素共同影响患儿的智力应答。

智力发育迟缓多见于综合征型颅缝早闭症。在非综合征型病例中，多颅缝早闭的情况影响智力的危险高于单颅缝早闭的情况；其中尖头畸形最为多发，即使单纯额缝早闭也难免其患。伴有 FGFR3 中 P250R 基因突变的冠状缝早闭颅缝早闭症的预后很差。在对 Saethre-Chotzen 综合征所进行的分子生物学检测中发现 TWIST 基因的畸变对患者神经心理学发育的影响很大；染色体中间缺失患者智力发育障碍的危险性，比基因内突变者要高出 8 倍；法国 Marchac 对 469 名未接受任何治疗的颅缝早闭症患儿进行颅压和智力测定中发现，颅压正常患儿的智力障碍发生率为25.8%，而颅高压（＞15mmHg）患儿却高达49%（$P < 0.0001$）。对颅缝早闭症的早期诊断十分重要。确诊时儿童的年龄越大，智力障碍可能越明显，这个规律适用于各种类型的颅缝早闭症。

同时伴发大脑畸形对智力发育的影响是毋庸置疑的。这种影响在Apert综合征合并大脑透明膈畸形中得到验证，其预后较差。如果并发脑积水，60%术后智力程度值＜90%。并发神经感觉障碍中，最常见的为视敏度减退，多见于尖头畸形；其次为听力减退，其发病率没有受到应有的关注，尤其是好发于Apert综合征中的传导听力减退和见于合并有FGFR3内P250R基因突变的冠状缝（单缝或多缝）早闭颅缝早闭症。因视听障碍而减弱了患儿对外界反应的能力，也是影响大脑发育的因素之一。

（3）眼科问题

综合征型颅缝早闭症所造成的眼科的并发症最多。①散光：散光的发生率高达40%，应该予以重视和研究，因为散光所造成的弱视是无法矫治的。散光患儿往往怕光。②眶距增宽症：伴发眶距增宽症较为常见，如Crouzon、Apert和Pfeiffer综合征。骨性眶距（interorbital distance, IOD）通常在中度（3.0～3.5cm），但有些畸形，左右眼眶向外下倾斜或不在同一水平,增加了手术矫正的难度。③斜视:差异性外隐斜或垂直性斜视可见于因眼眶解剖结构失常所造成的斜头畸形中,发病率高达67%。斜视在任何类型的颅缝早闭症(不论是否为综合征型)中非常多见,此类斜视常为水平型斜视,仰望时斜视更加突出,双眼视觉倍受制约。手术有助于斜视的改善。④视神经萎缩:视乳头水肿后的视神经萎缩可见于没有及时手术矫治并伴有颅高压症的颅缝早闭症患者,不同类型的颅缝早闭综合征并发不同比例的视神经萎缩,其中首推尖头畸形和Crouzon病危害最大。颅缝早闭症并发的呼吸问题和睡眠呼吸暂停综合征所造成的慢性缺氧同样是眼神经萎缩的发病原因之一,造成严重的视敏度障碍。⑤眼睑下垂:眼睑下垂在 Saethre-Chotzen 综合征中经常见到,其手术矫治虽有难度,但对恢复视敏度而言,手术是唯一的选择。

(4)眼眶变小而突眼

突眼是综合征型颅缝早闭症中较为常见的症状,患者突出的两眼貌似青蛙眼。笔者统计的 45 例 Crouzon 综合征患者中,突眼度(图 10)平均为:左 18.6 mm,右 19.9 mm,而中国正常人突眼度为 13 ~ 14mm。可存在散开性斜视。从下面观,可见鼻根平塌、鼻梁及鼻孔宽阔。侧面观则可见鼻尖弓状隆起,呈鹦鹉嘴状。

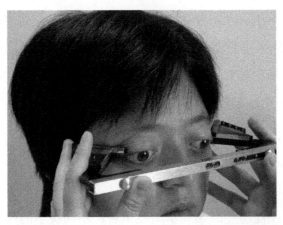

图 10　突眼度测量平视时用 Hertel 突眼计测量骨性眶外缘到角膜的
前后向距离

这些突眼的患者可以发生眼睑闭合不全，因而减少了对眼球的保护，长期角膜暴露导致暴露性角膜炎，严重者可致角膜白斑，导致失明。目前，应用角膜移植技术可望重见光明。在少数病例中，由于存在视神经管狭窄，视神经发生继发性损害，则可以出现真性视力障碍。

（5）上颌骨不良发育

颜面部畸形主要为严重的上颌骨发育不良，临床表现为安氏（Angle）Ⅲ类反颌（图 11），即严重牙齿反颌畸形。下颌骨虽属正常，但由于上颌骨严重后缩，故可表现为下颌骨的相对前突。在孩童时，上下颌骨的畸形关系并不明显，但青春期或成人后这种不协调就显得十分突出，牙列不齐，上下牙弓不匹配，上腭狭长，腭盖高拱，上下牙齿咬合关系呈反包状（俗称地包天）。上腭盖深而狭长，文献报道27%的患者可伴发腭裂。有张口畸形，其原因可能是由于上颌骨发育不良引起的呼吸道阻塞后代偿性张口呼吸所造成。

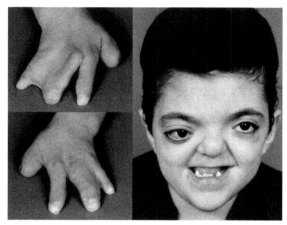

图11　Apert 综合征患者的反颌和手并指畸形
（图片来源：穆雄铮，王炜.儿童整形外科学.浙江：浙江科学技术出版社，2015.）

　　头颅 X 射线定位测量在诊断和治疗 Crouzon 综合征时有重要意义，常用的为 X 射线侧影定位测量。笔者统计 Crouzon 综合征患者（n=45）平均颅面角 SNA 为 70.9°，角 SNB 为 85.1°，角 ANB 为 -14.2°，前颅底长（SN）为 61 mm，与正常值均有明显差异。

（6）上呼吸道受阻和阻塞性睡眠呼吸暂停综合征

综合征型颅缝早闭症，如 Crouzon 综合征患者的软腭及悬雍垂较正常人长，鼻咽腔很小，有时会影响呼吸，导致口呼吸习惯及打鼾。笔者统计 Crouzon 综合征患者（n=45）的后鼻嵴至咽后壁距离平均为 9.56 mm，而正常人后鼻嵴至咽后壁距离为 27.79 mm；严重时造成睡眠时呼吸困难，即阻塞性睡眠呼吸暂停综合征（obstructive sleep apnea syndrome，OSAS）。由于鼻咽腔很小，大多又伴有牙齿咬合异常，故患者可以出现发音不准，共鸣音含糊、辅音不清等语音障碍。有些病例可以存在外耳道狭窄甚至闭锁，导致听力障碍；如同时存在上呼吸道感染、欧氏管（耳咽管）口阻塞，亦会进一步影响患者听力的发育。

这些以往被忽视和低估的综合征型颅缝早闭症中发生的问题如阻塞性睡眠呼吸暂停综合征等，必须给予充分重视。笔者认为由于阻塞性睡眠呼吸暂停综合征所引起的儿童慢性缺氧，经过治疗是可以得到改善的。在 Crouzon 病和 Apert 综合征患儿中，40% 有 OSAS 的临床表现，治疗后其呼吸阻塞症状改善十分明显。

（7）躯干及手指和足趾的异常

四肢和手足的畸形：并指（趾）畸形（图 11）中，足趾膜性并趾的诊断比较困难，而手指骨性并指比较容易发现。畸形在 Pfeiffer 综合征中显的拇趾粗圆而偏离其他小趾。多指（趾）畸形有中轴后位和中轴前位六指（趾），后者多见于 Carpenter 综合征。此外，在 Antley-Bixter 综合征中应注意是否有股骨失去内弯正常弧度的病理情况出现。其他罕见的并发畸形有 Apert 综合征中的胼胝体发育不全、Carpenter 综合征中的心脏疾患和 Pfeiffer、Apert 综合征中多见的指（趾）融合畸形。

颅缝早闭症的基础研究和基因诊断、基因治疗

从颅缝早闭症的发病率看，国内外报道略有不同。国外文献报道颅缝早闭症的总发病率约 1/2500，其中综合征型颅缝早闭症的发病率 1/65000 ～ 1/25000；国内文献报道颅缝早闭症发病率约 1/4000，但资料覆盖面较小。

目前证实，有些颅缝早闭症有明显的基因突变，其机制可能和某些特定的蛋白异常表达或缺失有关。在已有文献及临床检测的基础上，对疑似颅缝早闭症的患者做相关的基因检测，如 FGFR1、FGFR2、FGFR3、TGFβ1、TGFβ2、TWIST1、MSX2、EFNB1、RAB23、FBN1、

POR 等异常的基因表达，可以确诊相关的颅缝早闭症，如 Crouzon 综合征、Apert 综合征、Pfeiffer 综合征等。

综合征型颅缝早闭症从临床症状来区分有时比较困难。近年来，随着基因诊断技术的日益发展，用染色体的基因定位和筛选可以发现一些相似的综合征型颅缝早闭症中不同的畸变基因位点，对于明确诊断有很高的参考价值。兹摘录文献资料如表 3 和图 12 列出。

表 3 不同综合征型颅缝早闭症突变基因和相应临床表现

综合征型颅缝早闭症	症状	突变基因
尖头并指征（SCS）	宽眼距，低发际，眼睑下垂，厚指蹼，耳畸形，斜视，睑裂水平呈八字下垂	TWIST1
Robinow-Sorauf 综合征	宽眼距，鼻中隔偏曲，后颅扁平，耳畸形，斜视，下颌前突，双耻骨	TWIST1
Muenke 综合征	冠状缝早闭，宽眼距，头大，脱发，面颊扁平，耳下垂	FGFR3
Crouzon 综合征	颅缝早闭，特别是冠状缝，尖头，中面部发育不全，眼眶变浅，宽眼距，前额短，脱发，突眼，鹰鼻，耳下垂，斜视，牙列拥挤，牙齿异位萌出，下颌前突，肱骨或股骨变短	FGFR2&FGFR3 FGFR2 突变热点位于第 8～10 号外显子
Pfeiffer 综合征	颅缝早闭，特别是冠状缝，宽眼距，颌骨发育不良，鹰鼻，听力丧失，突眼，牙列拥挤，腭弓过高	FGFR1&FGFR2
Apert 综合征	颅缝早闭，特别是冠状缝，宽眼距，额头前突，颅后枕部扁平，突眼，中面部畸形，牙列拥挤，腭裂，耳下垂，扁平或凹陷面容，拇指短或有指蹼	FGFR2 突变集中于 S252W，S252F，P253R
单侧冠状缝早闭症	颅缝早闭症的症状。如左侧受累，其症状近似尖头并指征（SCS）	FGFR（any）

续表

综合征型颅缝早闭症	症状	突变基因
Baller-Gerold 综合征（BGS）	头颅短平，突眼，额头扁，皮肤异色病，手指数有改变伴桡侧畸形，桡骨或拇指发育不良或缺失，智力发育不良	
Beare- Stevenson 综合征	颅缝早闭，分叶状颅	FGFR2
Saethre- chozten 综合征	颅缝早闭，特别是冠状不对称的扁平前额，发际线低	Twist
Boston type	颅缝早闭，分叶状颅，前额后移，额部隆起	MSX2
颅额鼻发育不良	颅缝早闭特别是冠状缝，额骨中线缺损，眶距增宽	EFNB1 突变：T155P, M158V, M158I

（表格来源：穆雄铮，王炜.儿童整形外科学.浙江：浙江科学技术出版社，2015.）

15. 基因检测的方法和内容

基因检测是通过血液、其他体液或细胞对 DNA 进行检测的技术。基因检测可以诊断疾病，也可以用于疾病风险预测。疾病诊断是用基因检测技术检测引起遗传性疾病的突变基因。近年来令人非常兴奋的是预测性基因检测的开展。利用基因检测技术在疾病发生前就发现疾病发生的风险，提早预防或采取有效干预措施。

基因检测方法不胜枚举，基本步骤是样本的获取（包括血液、唾液、组织样本等）、处理（如 DNA 的提取与纯化、文库构建等）、序列测定、序列分析、结果解读、报告撰写。广泛应用的核酸序列测定方法是直接测序法，目前最先进而且被广泛使用的方法和仪器有第一代的 Sanger 测序法，第二代的高通量测序法（如美国 Illumina 公司的 Hiseq 测序仪和华大基因子公司 Complete Genomics 开发的测序方法）等。目前也已出现被称为第三代测序技术的方法，如单分子实时 DNA 测序法。

第一代的 Sanger 测序技术的优点是，测序读长较长，能达到 800 ～ 1000 bp，且测序用时短，只需要几十分钟即可完成一次测序，测序准确度高，目前仍是测序的金标准；缺点是通量低、成本高。

第二代高通量测序（NGS）的优点是测序通量和效率高，成本低廉；缺点是测序读长普遍较短，且用时较长。以目前应用最为广泛的测序仪之一的 Illumina 公司 Hiseq2000 测序仪为例，其一次测序的数据产出量可达 500 Gb，但读长为 100 bp，且需要耗时 14 天左右。而 Life technology 公司的 IonProton 测序仪是边合成边通过反应体系电位的微小差别来测定碱基序列。

由于第二代技术存在短读长和耗时长的缺陷，人们希望第三代测序技术能解决这些缺陷，所以第三代单分子 / 纳米孔测序技术着眼于延长读长和缩短耗时，目前尚未完全成熟，市场应用面还不算广，而且各种测序仪之间差异较大，测序原理也是各出奇招。如 Pacific Bioscience 公司是通过在 PCR 合成 DNA 的过程中，用显微镜检测由荧光基团标记的 dNTP 反应后释放出的荧光来测序。而一直未投产的牛津大学研发的测序仪，则是通过检测由核酸外切酶剪切 DNA 时，"掉落"到检测微孔的核苷酸来测序。

基因检测技术也可应用于颅缝早闭症的研究中，该技术可以大规模对基因组特定位点多态性以及基因表达等进行检测。基本原理是基于碱基互补配对，根据预先放置的探针与靶 DNA 结合得到的信息对靶 DNA 进行解读。

还可以应用一些其他技术，如用于目标区域基因拷贝数低通量检测技术、多重连接探针扩增（multiplex ligation-dependent probe amplification，MLPA）技术、非放射性原位荧光杂交（fluorescence in situ hybridization，FISH）技术、数字 PCR 技术等。

低通量目标序列以及 SNP 位点检测技术是目前疾病风险预测、先天营养吸收、先天饮酒能力等方面的检测主要目标。低通量的目标序列以及 SNP 位点检测技术主要包括 Taqman PCR 技术、基于毛细管电泳的 SNPlex 技术（单个反应可以检测 48 个 SNPs，来自 ABI 公司）、SNaPshot 技术（通常可以用于 10 ～ 30 个 SNP 位点检测）、SNP stream 技术等。

16. FGFR 2 在综合征型颅缝早闭症的意义

现已证实，FGFR2 基因突变是导致 Crouzon 综合征的关键性病因。该基因定位于染色体 10q25-q26，其编码蛋白是一种具有多种调节功能的跨膜蛋白。而该跨膜蛋白的胞外区可识别并结合大量糖基化的配体，为 FGFR2 关键性的区域。FGFR2 胞外的这一功能区由该基因的第 8、第 10 号外显子所编码，95% Crouzon 综合征患者的基因突变均落在该区。因此，第 8、第 10 号外显子成为 FGFR2 基因的热点突变区。在该热点突变区中，$FGFR2^{C342Y}$ 是已报道的 Crouzon 综合征最常见的 FGFR2 基因表型。Eswarakumar 等应用基因打靶技术定点突变小鼠胚胎干细胞 FGFR2，成功复制 FGFR2 功能获得性的 $FGFR2^{C342Y}$ 小鼠模型，其纯合型小鼠可表现出多关节融合、腭裂、肺气管畸形等 Crouzon 综合征表现型。该研究进一步表明 $FGFR2^{C342Y}$ 在 Crouzon 综合征中扮演重要角色。因此，探讨 $FGFR2^{C342Y}$ 这种常见的突变所介导的 Crouzon 综合征的分子机制具有重要的理论和临床意义（图 12）。

有关 $FGFR2^{C342Y}$ 突变在 Crouzon 综合征的分子机制，目前已成为颅缝早闭症相关领域的热点之一。它主要涉及：①分子结构基础：FGFR2 基因突变可能导致一个半

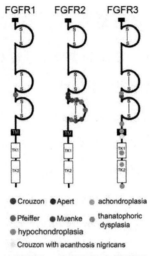

图12 FGFR蛋白1、2、3型显示一些共同的变异位置,可以导致颅缝早闭症,而单个FGFR3仅影响长干骨发育。每个受体有3个血红蛋白样受体(Ig)(彩图见彩插3)

(图片来源:Morriss-Kay GM,Wilkie AO. Growth of the normal skull vault and its alteration in craniosynostosis: insights from human genetics and experimental studies. J.Anat,2005,207(5):637-653.)

胱氨酸残基减少或免疫球蛋白样功能区IgⅢ的二硫键的稳定性减弱,引起两个FGFR2蛋白分子发生不依赖配体的二聚体化,进而非特异性活化多种信号通路;②异常细胞内信号通路:$FGFR2^{C342Y}$突变诱导转录因子Sox2(sry-related HMG box-containing,Sox2)表达,后者明显下调Wnt通路的多种靶蛋白;③异常的细胞功能:$FGFR2^{C342Y}$突变明显抑制成骨细胞分化,但促进细胞增殖。因此,$FGFR2^{C342Y}$突变可能通过异常激活或抑制细胞内的信号通路，引起成骨细胞增殖与分化的异常，进而在 Crouzon 综合征中发挥致病作用。

利用基因敲除技术可以建立和 FGFR 相关的颅缝早闭动物模型，有利于研究其发病机制。

基因敲除是指一种遗传工程技术，针对某个序列已知但功能未知的序列，改变生物的遗传基因，令特定的基因功能丧失作用，从而使部分功能被屏蔽，可进一步对生物体造成影响，进而推测出该基因的生物学功能。

基因敲除是 20 世纪 90 年代出现的最新外源 DNA 导入技术。基因敲除是基因打靶技术的一种，类似于基因的同源重组。指外源 DNA 与受体细胞基因组中序列相同或相近的基因发生同源重组，从而代替受体细胞基因组中相同 / 相似的基因序列，整合入受体细胞的基因组中。此法可产生精确的基因突变，也可正确纠正机体的基因突变。基因嵌入又称基因置换，它是利用内源基因序列两侧或外面的断裂点，用同源序列的目的基因整个置换内源基因。用于基因敲除和基因嵌入的技术有 Cre/Lox P 系统、FLPI 系统等。基因敲除就是通过同源重组将外源基因定点整合入靶细胞基因组上某一确定的位点，以达到定点修饰改造染色体上某一基因目的的一种技术。它克服了随机整合的盲目性和偶然性，是一种理想的修饰、改造生物遗传物质的方法。基因敲除技术主要应用于动物模型的建立，而最成熟的实验动物是小鼠，对于大型哺乳动物的基因敲除模型还处于探索阶段。

Crouzon 综合征 $FGFR2^{C342Y}/+$ 转基因小鼠与 Swiss 雌性小鼠配种繁殖，胚胎 16.5、18.5 天，以及出生后 0、1、5、10 天 6 个时间点，分别对野生型和杂合子进行颅骨三维 MicroCT 扫描，颅缝闭合过程的形态学研究，发现杂合子小鼠冠状缝于胚胎 E18.5 天开始闭合，0、1、5 天持续闭合，出生后第 10 天完全闭合，而野生型在所有取材时间点均保持开放（图 13）。

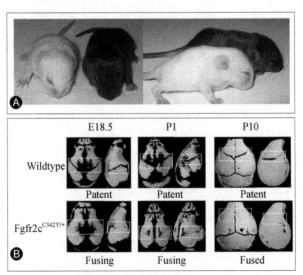

图 A：小鼠模型，白色：杂合子，棕色：野生型；图 B 小鼠冠状缝闭合 MicroCT 检测

图 13　$FGFR2^{C342Y}/+$ 小鼠模型的建立、MicroCT 表型分析（彩图见彩插 4）

（图片来源：感谢澳大利亚阿德莱德颅面外科中心 Peter Anderson 医师提供资料）

17. 颅缝早闭症相关致病基因的表达与分子调控机制研究

在颅缝早闭症的细胞与动物模型中，可以运用最新基因修饰动物模型 Crouzon 综合征（FGFR2^{C342Y}/+）小鼠，开展颅缝闭合形态学、相关致病基因的表达与分子调控机制研究。开展颅缝细胞三维培养，模拟活体组织内环境，以研究三维培养环境下细胞增殖、分化以及骨矿化形成过程，检测比较三维培养、传统二维培养、颅缝早闭患者来源组织以及转基因鼠来源组织四者间致病基因的差异表达。可以运用端粒酶转化以延长颅缝细胞生存期，解决传统因体外培养传代细胞性状渐变而局限于应用原代或早期传代细胞进行研究的不足，与未转染对照细胞相比较，分析细胞增殖、分化及致病基因表达随时间发生的变化。

（1）前成骨细胞颅缝细胞三维培养：应用前成骨细胞进行细胞的三维培养及其功能变化，研究表明，三维培养材料的外围细胞存在严重缺氧，这种缺氧现象随着培养时间的延长而加剧。

（2）慢病毒介导基因稳定表达细胞株的研究：应用慢病毒质粒载体介导 FGFR2 野生型和 C342Y 突变基因感染成骨细胞系，并经嘌呤霉素和 GFP 双标签筛选稳定表达

FGFR2 细胞株后，获得 FGFR2^{C342Y} 突变的 Crouzon 综合征的体外模型。可以与对照组成骨细胞相比，探讨 FGFR2 野生型和突变型成骨细胞增殖变化。同时，通过蛋白组学技术，进一步分析野生型和突变型成骨细胞的总蛋白的差异表达及其涉及的关键性信号传导通路，以深入探讨 Crouzon 综合征涉及的可能发病机制。

通过慢病毒表达系统，可以成功构建稳定表达 FGFR2 野生型和突变型的成骨细胞系，通过功能学研究发现，与野生型细胞系相比，FGFR2 突变型成骨细胞系细胞增殖能力明显增强。通过蛋白组学技术，进一步分析野生型和突变型成骨细胞总蛋白的差异表达及其涉及的关键性信号传导通路，结果发现野生型和突变型细胞间存在 148 个差异蛋白，其中上调与下调蛋白均为 64 个。涉及的关键信号通路为 PI3K 通路。

18. exosome 作为载体在成骨细胞中的意义

exosome 是目前发现的"生物活性小囊泡"家族中的最新成员，具有调节细胞间信号转导、运输蛋白和 RNA 等多种作用。它是由细胞内多泡体（multivesicular

body，MVB）与细胞膜融合后，释放到胞外的一种直径
30 ～ 100nm 的膜性囊泡。最初，exosome 由 Johnstone 等
发现于网织红细胞。随后的研究表明 exosome 还可由其他
的血细胞，包括 T 细胞、B 细胞、血小板、树突细胞、肥
大细胞，以及其他非血源性细胞（如上皮细胞等）多种细
胞分泌。近年来，exosome 在乳腺癌、肺癌、膀胱癌、细
胞性肝癌以及胶质母细胞瘤等多种肿瘤细胞中已被广泛研
究。在 exosome 形成过程中，它可选择性地负载蛋白、脂
质和核酸，特别是长非编码 RNA，这使 exosome 更具研究
意义和临床价值。

　　研究发现，在小鼠成骨细胞系 MC3T3-E1 培养物上清
中可以分离并鉴定出 exosome。这为进一步研究与颅缝早
闭症相关的致病机制提供了一种标记和运载的工具。

*19.*GPC 类（蛋白）聚糖的调节作用

　　近来的研究表明，磷脂酰肌醇（蛋白）聚糖（glypican，
GPC）1 和 GPC3 在调节成骨异常中发挥一定的作用。
　　磷脂酰肌醇蛋白聚糖是由蛋白质、脂质和糖三者共价
连接的复杂糖复合物，广泛存在于细胞表面，通过糖基磷
脂酰肌醇（glycosylphosphatidylinosi-tol，GPI）锚定在细胞

膜上。目前已发现 5 种 GPC，其中 GPC3 是胚胎过度生长综合征的致病基因。研究发现，GPC1、GPC3 和 RBP4 等蛋白在成骨过程中可以影响成骨功能，因而可能是颅缝早闭症的潜在致病基因。GPC3 过表达细胞增殖能力明显增强、S 期细胞比例显著增多，并且凋亡细胞数目减少。同时，成骨细胞的分化能力也增强；相反，靶向干扰 GPC3 基因增殖能力也下降。

1996 年 Pillia 等在研究 SGBS 综合征（Simpson-Golabi-Behmel syndrome）时，从人胚胎 cDNA 文库中克隆了 GPC3 基因。SGBS 是一种 X 染色体连锁遗传病，其主要特征为出生前后的过度生长，表现为巨舌、多指（趾）、肋骨及脊柱畸形、肌张力低下等，同时胚胎性肿瘤（如 Wilms 瘤和神经母细胞瘤）发生的危险性增加。通过研究，Pillia 及 Veugelers 等发现在 SGBS 患者中 GPC3 基因突变多为点突变和部分外显子片段缺失。由此推断，无功能的 GPC3 蛋白导致了 SGBS 的发生。GPC3 基因定位于人染色体 Xq26，基因组结构全长大于 900kb，是人类基因组中最大的基因之一。其 5′ 端朝向端粒区，3′ 端朝向中心粒区，由 8 个外显子和 7 个内含子组成。启动子区有许多转录因子结合位点。cDNA 序列全长为 2263bp，1740bp 的开放阅读框编码 580 个氨基酸。GPC3 的结构具有 GPC 家族的共同特点，如中央球状结构空间、C 端糖胺聚糖侧链连接位点等。

GPC3 的功能与其在生物体内的分布有密切关系，在人体的胚胎期，GPC3 在胎盘、胚胎肝、胚胎肺和胚胎肾中都有表达。在成人正常组织中，在脑、肝脏、脾脏、胃、肠等均不表达，仅在卵巢、肺部及肾脏等部位有极低水平的表达。在胚胎期，根据对 SGBS 患者的研究，推测 GPC3 与胚胎的整体发育有关，这一推测得到多个试验结果的证实。研究人员通过基因敲除等多种手段，制造出 GPC3 缺陷的小鼠，这些小鼠表现出了与 SGBS 患者相似的症状，如过度生长、肾脏发育异常等。这些结果表明，GPC3 是一个细胞增殖的抑制因子，GPC3 的缺失导致了胚胎的过度生长。

关于 GPC3 起作用的具体机制，研究发现 GPC3 与 IGF-2 之间没有任何作用，而 GPC3 与成纤维细胞生长因子 2（fibroblast growth factor-2，FGF-2）有一定的相互作用（图 14）。

Chiao 等发现，在 GPC3 缺失且 IGF-2 双等位基因表达的情况下，与 GPC3 无关的病症加重了。进一步比较分析 GPC3 与 IGF-1 和 IGF-2 受体分别双突变的症状，发现 GPC3 基因的抑制途径同 IGF 信号转导通路是相互独立的。

以上结果表明，GPC3 参与细胞的增殖、分化和迁移，且在多种发育信号通路中起作用，其更为详细的机制有待进一步的研究。

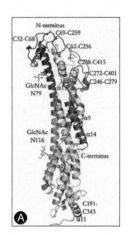
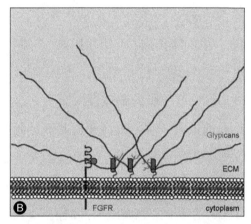

图 14　glypican 3 作用于 FGFR 和下游蛋白 BMP 之间，可能和成骨异常有关
（彩图见彩插 5）

（图片来源：Dwivedi PP，Lam N，Powell BC. Boning up on glypicans——opportunitied for new insights into bone biology.Cell Biochem Funct，2013，31（2）：91-114.）

20. EFNB1 基因突变与颅缝早闭症

EFNB1 基因位于人类 X 染色体上，全长约 13kb，包含 5 个外显子。EFNB1 突变被认为与颅额鼻发育不良综合征（cranio-fronto-nasal syndrome，CFNS）有关，该综合征的临床表现包括：颅缝早闭、眶距增宽、鼻背低平、鼻尖分裂、面部不对称及四肢关节、指骨畸形等。EFNB1 编码的蛋白为跨膜蛋白 ephrin-B1，是 Eph 受体的配体。Eph 受体是酪氨酸蛋白激酶受体家族中最大的亚家族，被证明在细胞的生长、分化和胚胎发育中起重要作用。Eph 受体是一种跨膜蛋白，可分为两个亚类 EphA 和 EphB，胞外区由配体结合区域及 2 个纤维连接蛋白Ⅲ型重复序列组成，该区决定了受体与配体的结合特性及特异性；胞内部分含有近膜结构域、酪氨酸激酶结构域、SAM（sterile-α-motif）结构域及 PDZ 结构域的结合模序。自从 1987 年 Hirai 等克隆得到了 Eph 基因家族的第一个成员 EphA1 以来，至今 Eph 基因家族已经发现了 14 个成员，在正常组织及肿瘤细胞中均有广泛分布。而 Ephrins 是 Eph 受体的配体家族，已经克隆有 8 个成员。同样 Ephrin 配体也分为两个亚类 ephrinA（A1-A5）及 ephrinB（B1-B3）。EphrinB 有一个跨膜结构域和一个很短的胞内区，胞内区域高度保守，含有多重酪氨酸。C 端 YKV 基序含 PDZ 结构域蛋白的结合位点。Eph 和 Ephrin 都是膜结合蛋白，必须膜结合型或人为地通过抗体成簇后才具有活性。所以 Eph 与 Ephrin 之间的信号传导依赖于细胞间接触。另外，Ephrin 还具有受体样功能，即在以 Ephrin 为配体向 Eph 表达细胞胞内转导信号的同时，Ephrin 也反向对自身细胞胞内信号转导，且两向信号均可通过酪氨酸磷酸化依赖或非依赖转导途径向细胞内传递。
Eph 受体和 Ephrin 配体家族各自参与特定的组织和器官的
发育进程，包括神经系统发育、神经管和轴旁中胚层的形
成、血管形成等。

Dina N 的研究表明，ephrin-B1 蛋白在神经系统发育过
程中起重要作用，EFNB1 基因缺陷的胚胎的神经上皮形态
变化与神经管闭合障碍存在相关性。Davy 等发现，EFNB1
杂合突变的小鼠出现了面中部发育异常、眶距增宽、颅顶
发育缺陷及其他骨发育异常症状，ephrin-B1 胞内区 PDZ
结合区域突变小鼠的骨组织量明显少于野生型小鼠。而人
类 EFNB1 突变患者中表现的冠状缝早闭可能与基因表达修
饰有关。

与其他 X 染色体连锁遗传疾病不同，临床观察发现，
在 EFNB1 突变的 CFNS 患者中，杂合突变的女性患者往
往具有较典型的颅缝早闭、眶距增宽及其他颅面部畸形症
状，需要通过手术改善；而大多数男性患者通常只是表现
为轻度的眶距增宽，甚至无须治疗干预。这一反常的伴
性遗传现象或许要归结于在细胞中随机的 X 染色体失活
导致染色体上基因表达的嵌合状态，使细胞之间连接发
生异常，产生细胞干扰效应（图 15）。在罕见的具有典型
临床表现的男性患者中，也都发现了 EFNB1 嵌合突变的

现象。

　　EFNB1 突变导致颅缝早闭及颅额鼻发育不良的具体确切分子机制尚有待研究。

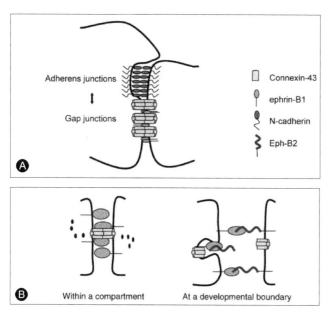

图 A：建立细胞连接。在发育中的颅骨上，表达 ephrinB1 的细胞通过 GJC 相互连接，从而激活第二信使，产生相关作用；图 B：在 EFNB1 嵌合突变的胚胎中，ephrin+/ephrin− 两种细胞的相互作用抑制了 GJC，从而使两种不同的细胞失去了稳定的细胞间连接

图 15　EFNB1 嵌合突变导致细胞连接异常（彩图见彩插 6）

（图片来源：Davy A，Bush J O，Soriano P. Inhibition of gap junctioncommunication at ectopic Eph/ephrin boundaries underliescraniofrontonasal syndrome. PloS Biol，2006，4（10）：e315.）

综上所述，在基因和蛋白水平对畸形发生机制的研究，包括异常表达的蛋白、其作用位点、作用的通路、调节因素（抑制和增强）等的深入研究，可能给颅缝早闭症的预防和治疗干预带来革命性的改变。

可惜的是，目前国内对颅缝早闭症的认识极度不足，很多基层儿科、神经科等相关医师不知何为颅缝早闭症，无法早期诊断、早期治疗，更不要说家长对发生畸形的儿童没有足够的重视。国内的产前诊断也尚未将已明确的异常基因检测纳入产前诊断中，给优生优育带来源头上的认知缺陷。笔者推荐如下流程以进行病因方面的检查（图16）。

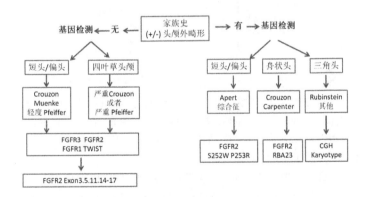

图16 基因异常和颅缝早闭症的相关性

（穆雄铮，王炜. 儿童整形外科学. 浙江：浙江科学技术出版社，2015.）

数字影像技术的进步对诊断有极大帮助

影像检查的目的旨在根据临床症状和初步诊断，结合头颅骨骼畸形的影像学特征，以明确诊断和鉴别诊断。颅缝的病理性变化主要是颅缝骨性融合，也等同于颅缝消失。在病变早期，尚可见到颅缝。随着病变的进展，颅缝开始变狭，并逐渐失去线性特点和正常颅缝的线性弯曲的形态。

21.X 射线头颅摄片的局限性

X 射线头颅正位、侧位、斜位摄片曾经是首选的检查方法，但随着数字影像技术，如计算机断层头颅扫描和头颅三维CT图像重建等的普及应用，原有的X射线摄片在精度和直观显示方面都表现出其局限性，因而目前仅做参考之用。

局限于早闭颅缝区域呈弥散性分布的颅骨指状压迫影迹是颅内高压的典型X射线征象。婴儿指压切迹的加深可造成颅骨呈腔隙状变薄（图17）。

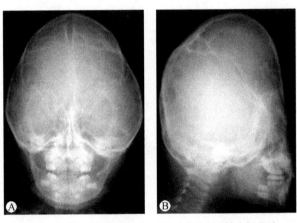

图A：头颅X射线正位片；图B：头颅X射线侧位片

图17　颅缝早闭中广泛的指压切迹

22. 平面断层 CT 片的意义

头颅平面断层 CT 扫描检查是头颅骨骼检查的基础，可以由此获得最基本的 Dicom 3.0 格式数据。但是传统放射图像提供给医师的断层扫描片因其图像结构缺乏立体感，图像不够直观。

对于一些毗邻结构复杂，或存在窦腔液平等特殊情况，头颅平面断层 CT 仍然有其特殊的诊断价值。

23. 三维头颅 CT 重建

三维头颅 CT 重建是医学图像三维重建技术给临床带来的福音。它通常是指利用人类的视觉特性，通过计算机对二维数字断层图像序列形成的三维体数据进行处理，将其变换为具有直观立体效果的可视化图像来展示人体组织的三维形态。三维医学图像可视化技术通常应用面绘制和体绘制两种方法给出直观的三维头颅图像。

由计算机断层扫描 CT 获得的数据（通常为 Dicom 3.0 格式）可以精确重建头颅的三维模型，同时可以追踪到一根或多根骨性融合的颅缝。

在重症颅高压 CT 颅片中，颅骨呈腔隙状变薄而形成的颅骨骨刺可以深入大脑实质内（图 18）。在三角头畸形中，正中线早闭的额缝会变厚（图 19）。

舟状头畸形可以发现颅腔正面狭窄明显，颅骨在顶骨区更为突出。侧位片发现头颅前后向拉长，颅底呈水平向扁平，前颅颅底拉长。CT 常见蛛网膜下隙增宽。

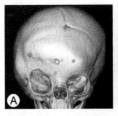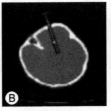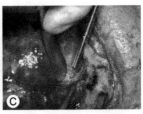

图 A：三维 CT 显示右侧冠状缝早闭；图 B：平扫 CT 显示蝶骨脊和眶上缘联合嵌入脑组织内；图 C：术中所见嵌入脑组织内的蝶骨脊

图 18　斜头畸形的眶上缘与蝶骨脊一起嵌入脑组织内（彩图见彩插 7）

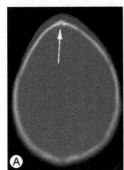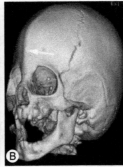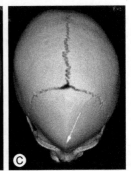

图 18　侧位三角头畸颅片可见额缝变厚

（图片来源：Khanna PC，Thapa MM，Iyer RS，et al. Pictorial essay: The many faces of craniosynostosis. Indian J Radiol Imaging，2011，21（1）：49-56.）

三角头畸形可见前额变狭。三角头畸形的特征性征象是眼眶主轴线偏向内上方向，而眶内壁的垂直向变短和眶距缩窄。侧位片可明显看到增厚的额缝。

短头畸形可见颅前后径缩短，前额下部扁平或前凹，上部凸出。双颞膨隆和蝶骨小翼高升，向上往外伸长的眼眶给人们显出蝶样上眶像抬升表现，同时左右颞窝扩大。

前额部斜头畸形表现为额面高度不对称，病侧眼眶向上往外抬升，眶上缘上移和蝶骨小翼高升，鼻根向患侧偏移。整体形成名副其实的额面侧突。CT 断层片可见颅底严重的畸形结构影像，特别是患侧颞窝扩大和颞骨岩部前方移位。在少见的体位性前额部斜头畸形的颅片中，眼鼻部结构的改变表现为眶上缘下移和鼻根偏向健侧。

后枕部斜头畸形多为体位性，单侧发生。

尖头畸形常见早闭的冠状缝和矢状缝已消除。额鼻联合和额骨倾向后方、顶骨内倾，整个额鼻顶骨向前囟点靠拢。非典型的尖头畸形并不少见，畸形程度较轻或没有任何体征。颅骨弥漫性指压切迹是常见的 X 射线表现。

24. Dicom 3.0 数字资料对手术设计和术后评估的意义

随着 CT 的问世和应用，Dicom 3.0 格式逐渐成为获取影像资料的标准数据来源，并由此发展起来了基于断层轮廓的三维重构及可视化影像。随着计算机软件及应用的发展，从 CT 断层图像提取出用于三维重建的目标轮廓线，以及基于 Dicom 3.0 数据资料的手术设计和术后评估成为可能，为临床研究奠定了基础。

Dicom 标准的制定，规定了医疗设备所必须遵循统一的医学影像文件格式，但此格式在 Windows 平台下无法直接显示。目前通过软件，可以应用数字图像处理技术对医学图像进行处理，包括图像的平滑、增强、边缘检测、二值化和轮廓提取、截面轮廓线的矢量化、轮廓边界跟踪、对分段直线进行合并、边界轮廓线的多边形逼近等。

目前可以应用计算机辅助模拟和设计软件，如 mimics、surgicase 等进行手术相关设计。尤其是在颅面畸形的骨骼设计方面，上述基于 Dicom3.0 格式数据、应用工程学 CAD/CAM 设计的软件，对颅面部各部位的测量、设计、预演均能提供逼真、精确的结果。

手术以后的病例，则应定期检查手术拼接的转位、颅骨板的动态变化，即是否已形成良好的头颅外形，是否有过大的颅骨缺损，以及是否出现新的不良再骨化的颅骨。应用上述软件进行测量和手术效果评估，同样可以得到十分精确的结果。

25. 脑功能成像技术能否应用于颅缝早闭症诊治

当前我国正逐步重视认知、语言等高级神经功能的科学研究，而这些方面以及特殊人群脑功能成像研究都依赖于成像技术发展作为支撑。颅缝早闭症患者经过Ⅰ期及Ⅱ期手术虽然解决了一系列问题，如颅容积、颅额眶带、突眼、反颌及中面部凹陷、呼吸道梗阻等，但患儿基本社交能力究竟如何，如何评估，这一连串问题又接踵而来。笔者认为，精神心理量表是"宏观"评估，然而"微观"上颅缝早闭症患儿大脑功能区究竟发生了什么？常规影像学技术无法回答。在此，笔者简单介绍两种逐渐兴起成熟的脑功能成像技术：功能性磁共振成像（functional magnetic resonance imaging，fMRI）和功能性近红外光谱技术（functional near - infrared spectroscopy，fNIRS）。

fMRI 是基于神经元功能活动对局部氧耗量和脑血流影响程度不匹配所导致的局部磁场性质变化的原理。当神经元兴奋，能引起局部 T2 加权像信号增强；反过来就是 T2 加权像信号能反映局部神经元的活动，这即 BOLD（blood oxygenation level dependent）效应。fNIRS 利用血液的主要成分对 6000～900nm 近红外光良好的散射性，从而获得大脑活动时氧合血红蛋白和脱氧血红蛋白的变化情况。目前该两项技术开始运用于自然情境下的高级认知、发展、心理学、异常心理学等多个领域的研究。未来，两者优势互补可以开展婴幼儿和特殊人群的认知神经科学研究以及自然情境下大脑认知神经机制研究。

fMRI 与 fNIRS 除了在脑功能区、认知和精神心理等方面临床基础应用将更加深入与广泛外，针对颅缝早闭症，笔者试想能否运用此技术将颅骨颅缝分为"有功能和无功能区域"，从而指导术中重建，提高远期效果。

26. 三维打印技术的应用

三维打印又称快速原型制造技术，是 20 世界 80 年代末 90 年代初在国际上兴起的一项高新制造技术。它是在现代 CAD/CAM 技术、激光技术、计算机数控技术、精密伺服驱动技术以及新材料技术的基础上集成发展起来的依据材料累加新成型原理，直接由 CAD 数据打印制成三维实体模型的技术。

三维（3D）打印的设计过程是：先通过计算机辅助设计或计算机动画建模软件建模，再将建成的三维模型"分区"成逐层的截面，从而指导打印机逐层打印。设计软件和打印机之间协作的标准文件格式是 STL 文件格式。一个 STL 文件使用三角面来近似模拟物体的表面。三角面越小其生成的表面分辨率越高。

打印机通过读取文件中的横截面信息，用液体状、粉状或片状的材料将这些截面逐层地打印出来，再将各层截面以各种方式黏合起来从而制造出一个实体。打印机打出的截面的厚度（即 Z 方向）以及平面方向即 X-Y 方向的分辨率是以 dpi（像素每英寸）或者微米来计算的。一般的厚度为 100 微米，也有部分打印机可以打印出 16 微米薄的一层。而平面方向则可以打印出跟激光打印机相近的分辨率。三维打印技术的流程如下。

术前三维数据的采集——→原三维数据的模型建立——→三维模型的手术模拟——→术后模拟三维模型的建立——→三维数据输出的三维打印

其中的手术模拟和术后模拟，根据需要可省略而直接进行输出打印真实模型，帮助临床术前手术方案的设计。

颅面外科患者的三维数据采集基于 CT、MRI 及激光表面扫描等的真实数据收集。这些数据可以理解为，组成面部内在结构或表面结构的大量的连续的点，这些点包含有三维空间的定位数据（类似于地图导航），有些数据同时含有灰度值（如 CT、MRI），甚至是相互点之间的弹性数据等。通常这些数据的保存方式为国际通用的 Dicom 格式，计算机软件利用 Dicom 数据进行重建可形成三维结构显现；部分重要神经血管也可利用数据点所包含的灰度值，在计算机进行甄别后以其他颜色突出显示；软件也可将 Dicom 数据转换为 3D 打印机可识别的 STL 数据格式后，直接在 3D 打印机输出 1 : 1 模型（图 20）。在颅面外科的许多复杂病例中，由于颅面结构的复杂性，常常需要个性化及精确化的定制植入所需材料，那就需要应用到前述综合应用的三维手术模拟及术后模型的建立步骤。

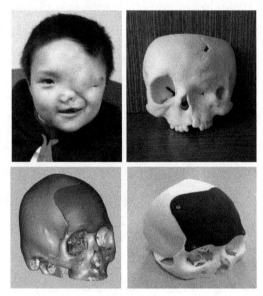

图 20　上图为患者及 3D 打印的头颅模型，
下图为计算机设计和真实 3D 打印的模型（彩图见彩插 8）

生物 3D 打印是 3D 打印技术研究最前沿领域，其在医学领域应用前景特别大。这是因为生物 3D 打印技术具有快速性、准确性，及可以被制作成复杂形状实体的特性，使它在生物医学领域有着非常广泛的应用前景。每个人身体构造、病理状况都存在特殊性和差异化，当 3D 打印与医学影像建模、仿真技术结合之后，就能够在人工假体、植入体、人工组织器官制造方面产生巨大推动效应。

（1）细胞器官 3D 打印技术：细胞 3D 打印技术又称cell printing 技术，它的技术原理是将细胞打印在一层层的特殊热敏材料上，打印完之后将材料叠加起来就得到需要的组织结构。第一代 3D 细胞打印机是由正常打印机改装的，它应用于实验室领域，为再生医学、组织工程、干细胞、癌症等领域提供一个非常好的研究工具，如肝细胞 -明胶、干细胞 - 纤维蛋白原等，用于构建三维细胞结构体、体外三维细胞模型及组织或器官胚体等。一些学者甚至认为它可以像 PCR 技术和膜片钳技术起到承前启后推动作用。第二代 3D 器官打印机可以为构建和修复组织器官提供新临床医学技术，3D 器官打印有赖于生物材料、干细胞、组织培养等多学科的科技突破。文献报道，有些作者先用生物材料打出"骨架"，再在它上面进行干细胞培养，诱导形成组织；有些作者则设想直接打印生成器官；更大胆的想法，是用打印机直接在人体上打印，连植入都省了。第三代 3D 生物芯片打印机可以设计细胞芯片，在细胞上加工各种芯片传感器，同步检测细胞增殖等生物学行为。

（2）个性化组织工程支架和 3D 植入物打印技术：首

先是3D数据获取，然后是3D数据处理，最后3D模型建立，包括一个有限元分析。根据有限元分析结构和受力类型，可以对材料不同部位进行复制，最后在打印过程中可以采取不同编制方法，从而用最少材料达到最大机械强度。采用不降解材料羟基磷灰石、尼龙、钛合金与聚氨酯等，制造人工假体植入物，如颅骨、髋关节等；采用可降解胶原、聚乳酸等，制造用于组织再生与修复的组织工程支架，如血管支架、软组织修复支架等。

（3）体外模型3D打印技术：工程材料无须生物相容性，主要制造个性化体外器官模型、仿生模型等。用于手术规划、假肢设计与测试标准等。如颅缝早闭患者全头颅模型。其核心思路是"术中导航"，无论颅面外科还是口腔科手术以前得靠医师经验来术中"实战截骨"或避开手术部位附近重要血管神经，现在我们可以用3D打印技术做一个模型，术前或术中模拟后再进入患者手术部位，事半功倍。如笔者重建的一例多重颅缝早闭（矢状缝合并左冠状缝）伴内生型骨嵴患儿，术中运用3D模型指导重建与骨嵴安全切除入路，为最终成功施行全颅重建术奠定基础。

颅缝早闭症的手术及非手术指征

对于颅缝早闭症患儿，很多时候医师和家长都会为手术还是非手术而犹豫不决。确切地说，此类疾病不至于影响生命，也没有肿瘤样的进行性发展，虽然有发育过程中加重症状的可能，但有些也仅是颅面外形有欠缺而已，取舍不易。

一般来说，对于有明确的、有潜在影响脑发育和颅面部功能症状的颅缝早闭症，需要手术干预是毫无疑问的，如综合征型颅缝早闭症、短头或塔头畸形等。

对于正面观有明显不对称或其他畸形的患儿，一般家长都比较担心小孩未来的心理健康，如前斜头畸形、三角头畸形等。如果此类畸形比较明显，有潜在压迫额叶大脑发育的风险，建议尽早手术。临床经验证明手术后的额颅形态对未来的颅面部趋于正常发育也有促进作用。

通常亚洲人的颅面形态是左右向较为宽大扁平，因而对头颅前后向的改变不甚重视，如舟状头畸形。另外，舟状头畸形对脑发育影响不大，而更多的是美观的问题，所以患者家属和医师有时也会纠结，究竟是否手术？甘冒开颅手术的风险，而改善头颅前后向长度是否值得？这个问题目前尚无解。从手术来讲，此类开颅手术风险可以控制，但终究存在风险；而关于为了美观而是否施行开颅手术，是见仁见智的判断问题了。

牵引成骨和弹簧牵引是创伤较少的手术治疗，目前被广泛使用。如弹簧牵引用于改善舟状头、斜头、三角头形等；牵引成骨用于综合征型颅缝早闭症的颅底和中面部扩大等。

27. 单纯颅缝切除已过时

20 世纪初，在医学界刚刚认识颅缝早闭症时，神经外科医师提出针对早闭颅缝，施行单纯的颅缝切除术。

对此术式的临床随访结果显示，半数以上病例发生切除颅缝的再闭合，即使用材料如硅胶薄膜包裹颅缝切开缘，也仍然发生颅缝再闭合。

早期颅骨条带状切除术虽为一些医师青睐，术后可辅以外部绑带、头盔或扩张器。其优点为住院时间少（Ⅱ级证据）、低输血率以及扩张器有降低颅内压可能；然而，该术式缺点在临床实践中日益显露出来：复发快、复发率较高、无法处理其他代偿性增长颅骨、绑带与头盔有限制脑血流可能，以及再次手术矫形可能性大，且术后指标长期随访证据不如颅腔改造，如头颅形状、颅指数与颅体积等。通过对发病机制的深入研究，逐渐认识了颅缝及周围内环境生物学行为，颅骨矫形重建成为目前国内外的主流术式。

目前的共识是：单纯颅缝条带切除已过时，内镜下颅缝扩大切除效果不明，无循证医学证据表明其效果优于全颅重建术。

28. 全颅改造和扩大颅腔是目前首选

全颅改造手术的优点：（1）有利于大脑生长和颅面发育。生命第一年内大脑的高速生长对颅面发育起着重大的促进作用。大脑生长是名副其实的"肿瘤样"爆发性生长，使大脑体积在生命的第一年内增加1倍，长度增加4厘

米。生命 11.5 月两额叶的体积已为成年人的 47%，2 岁颅
腔容积为成年的 77%，5 岁为 90%。生命前 6 月内为大脑
的最高速生长期，其重量提高 1 倍，而在生命的前 6～12
月间，其重量仅增加一半。由固定在颅底的硬膜和大脑镰
所支撑的大脑，对颅缝尚未闭合而可以变形的颅壳施加一
个强大的推力。要了解脑颅（颅盖）整体的生长，必须对
颅盖（颅顶）和颅底的发育分别进行剖析。(2) 有利于颅
盖的生长。颅盖骨的生长集中在颅缝系统的边缘性颅骨生
长，即在大脑生长强大推力下，颅缝扩大骨缘分裂过程中
所发生的骨缘颅骨生长。这个由大脑推动应力所造成的被
动应力刺激现象随着大脑推力的缓解而告终，这可以解释
大脑萎缩性颅缝早闭的机制。活体实验证明，切除颅缝无
碍于大脑生长，因切除后的颅缝将自动重建。文献中有人
用骨片填塞并闭锁颅缝后，若用手术方法再切除骨性融合
的颅缝，大脑生长推力将不受影响。(3) 手术的效果有利
于颅底生长。实际上颅底生长比颅盖生长要复杂得多。从
蝶鞍到鼻梁的前颅底的生长比后颅底要早，后颅底生长要
持续到 20 岁为止。Moyte 认为筛骨前后生长到 2～3 岁
即中止，Enpow 认为 2 岁儿童前颅底生长已达到成人的
70%。颅底生长的机制，知之甚少，与外侧颅缝系和软骨
结合系的病理生理有关。切除其中软骨结合之一立刻中止

该区的骨生长。Elbow认为软骨结合骨生长学说过于夸张，并指出这不过是来自硬膜应力所发生的骨吸收-对合现象而已。(4)颅面手术有利于和面部发育相关的颌面部生长。在颅腔内部前颅底的作用是悬吊面复合体的一个平台。高速生长的额叶在前颅底扩展生长方面起着主导的作用。颅底生长异常殃及眶面发育，这在短头畸形中显得更为突出，临床表现为出生时显著的额畸形，随后在几年内逐渐出现眶面部畸形。前颅底层和面部生长间的相关性有力地支持在早期额颅缝早闭症的矫形手术中进行颅前极整体离断的合理性。理论上，连同颅底和颅盖在内的前额整体离断，保证大脑无阻碍地向前扩展生长，从而保证眶前额的扩张。(5)为预防颅面手术对额窦生长的影响，McCarthy把颅颌面手术推迟到3岁以后，以防术后会中断额窦的生长，从而造成眉间的畸形改变。但在正常人群中，额窦的健在和眉间前突程度间相关性并不显著。有作者认为额带前移愈甚，额窦术后发育愈差。至于术后额窦生长和眉间前突程度似无相关性。术后眉间形态在大多数患者并无畸形改变。不论额头积气如何，大部分随访中重塑额带的形态是满意的。

随着颅面外科手术技术的成熟和完善，目前针对Crouzon综合征患者的治疗时机分为三个阶段：

①婴幼儿期。在出生后的1～2周岁，一旦发现Crouzon综合征患者，可以考虑做额眶前移和颅骨塑形术。这是因为Crouzon综合征畸形伴发的双侧冠状缝早闭症既限制了颅腔和眼眶上缘的向前发育，又影响了颅面部上1/3的容貌外形，而此时颅面中部尚未开始发育，上颌骨结构比较薄弱无法承受Le Fort Ⅲ型截骨前移后的固定。额眶前移术可以将眶上缘向前延伸10mm左右，骨性眼眶的上半部分容积可以得到扩大，眼球会相应的向后陷落，从而改善一部分突眼症状；同时，前额骨板随着额眶骨带前移，前颅窝的容积增大，可以有效改善颅内压力增高的问题；对一些颞部狭窄或后枕突出的患者，在颅骨塑形术时，也可以同时扩大颞侧骨板，或如舟状头矫正术一样重塑后枕部。

如上颌后缩特别明显，以致出现严重阻塞性睡眠呼吸暂停综合征者，可以考虑做简易的中面部牵引前移。如果伴有颅脑其他畸形，如四脑室狭窄（Chiari征）等，可以做枕颅部的牵引扩张或截骨扩大手术。

如果患者在2～6岁时来就诊，同样可以进行额眶前移和颅骨塑形术。但需要注意的是，随着患者年龄的增加，硬脑膜和颅骨的粘连就越严重，开颅手术的难度增加，手术中的出血也会增多。笔者曾遇见1例因硬脑膜与颅骨内板高度粘连而出现硬脑膜多处钙化者，开颅时极易撕破硬脑膜。

②学龄期。学龄期患者如果已经在早期做过额眶骨带前移和颅骨塑形，仍有中面部发育障碍者，可以考虑做 Le Fort Ⅲ 截骨术加牵引成骨技术。这是因为手术截骨以后，中面部骨块仍在原位，但如果做中面部的整体前移，创伤较大。选用牵引成骨技术，只做截骨而不做中面部的整体前移，可以减少手术创伤，等 1 周的手术不应期过后，应用牵引支架每天定期定量地前移中面部松动骨块，可以平缓而匀速地将松动的中面部上颌骨块拉到预计的位置。在这个牵引过程中，颅底和上颌骨后缘逐渐增大的骨间隙内会形成与自身成骨速度相匹配的新骨，同时扩大了鼻腔的骨性腔隙，进而改善呼吸状态。如存在严重呼吸道阻力者，术前应该做气管切开术，并经气管切开处插管麻醉。

学龄期也可采用自体脂肪注射眶下缘以改善部分突眼症状。

学龄期 10 周岁以后，可以辅以牙科正畸治疗，矫正上牙列狭窄和不齐；同时为未来的正颌手术，如上颌骨前移或下颌骨后退做牙列术前准备。

如存在阻塞性睡眠呼吸暂停综合征者，可以考虑做咽腔成形手术，或增加血氧饱和度的保守治疗。

严重的颅面型 Crouzon 综合征患者，可伴眶距增宽、外眦下移、上颌高拱和牙列不齐；有些 Apert 综合征也表现为相同的临床症状。这些病例可以行 Monobloc 和 Bipartition 联合手术。

③青春期（成人）。患者青春发育期（15 岁）以后，或甚至等到成人后来就诊，如果已经做过额眶前移和颅骨塑形者，可以考虑做中面部截骨前移，即 Le Fort Ⅲ型截骨前移术；如果已经在学龄期前做过额眶前移、颅骨塑形、中面部牵引成骨术等，但还存在较为明显的反颌，可以做正颌手术，即 Le Fort Ⅰ型截骨前移手术，或者同时行 Le Fort Ⅰ型截骨前移和双侧下颌骨升支矢状截骨后退术；如已经做过上述手术，但仍有轻度突眼、中面部凹陷、鹰鼻畸形等症状者，可以做梨状孔周围充填术（自体骨、人工材料等）、自体脂肪充填术、鼻成形术等。

此年龄段就诊者如果尚未做任何治疗，可以根据症状行一次颅面成形手术：

如果前额骨和上眼眶、眉弓、额窦等发育良好者，突眼并不十分严重、伴反颌者，可以行传统的单纯颅外法 Le Fort Ⅲ型截骨前移术。通常可以前移中面部前后向 10 ～ 15cm。如存在严重呼吸道阻力者，可行气管切开插管全身麻醉术。

如果双侧冠状缝早闭致前额骨发育不良，或额窦较小、眉弓后倾有严重突眼畸形、额颅后缩等症状者，可行额眶前移术，并同期完成 Le Fort I 型截骨术；也可行 Monobloc 颅面整块前移手术。

29. 弹簧牵引的效果

瑞典医师 Lurenz 在截开早闭的冠状缝后用 2 ～ 3 个 Ω 形簧圈撑开骨缝。弹簧牵引的方法虽然应用 20 年左右，临床也取得了一定效果，但是其牵引的方向和力量不易控制，仅适用于一些单纯型颅缝早闭症，如舟状头畸形、三角头畸形、斜头畸形等（图 21）。

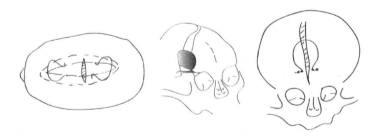

图 21 弹簧牵引的应用
（图片来源：穆雄铮，王炜. 儿童整形外科学. 浙江：浙江科学技术出版社，2015.）

近来有作者将弹簧牵引用于短头畸形的后颅扩大，简易有效，值得重视。

30. 牵引成骨的效果

牵引成骨技术，是指颅面截骨手术后不做即期的中面部或者颅面部前移，等到1周左右的不应期后，应用外置或内置的骨牵引装置，每天逐渐地前移离断的中面部或颅面骨块，并使这种前移速度和牵引后骨间隙中成骨速度匹配；当中面部或颅面部到达理想的位置，即停止牵引，并固定数月，以使骨间隙中新生骨质良好成骨，利于有效地防止复发。

牵引装置分为内置式和外置式两种。

美国的 Bryant A Toth 和 Martin Chin（1998）较早试用内置式中面部牵引器。该装置由冠状切口入路，主要埋置于颧突和颞颅部，但是其牵引杆需从面颊部传出，仅留较小的面部瘢痕（图22）。

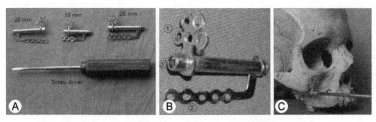

图22　BA Toth 和 M Chin 的内置式中面部牵引器
（图片来源：感谢 Toth 医生提供照片）

　　法国 Eric Arnaud 和 Daniel Marchac 设计的内置式装置
（由马丁公司代理产品）同样由冠状切口置入，其操纵杆由
耳后引出，避免了面部的瘢痕。为了颅面同时牵引，需要
2～4 个牵引装置（图 23）。

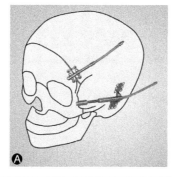

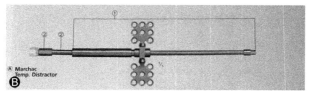

图 23　Arnaud 和 Marchac 内置式牵引器（彩图见彩插 9）
（图片来源：感谢 Martin 公司授权提供照片）

　　外置式中面部牵引装置，主要以 Halo 系统的装置为
主，较为著名的是 RED（图 24）和 BLUE，前者为德国马
丁公司产品，后者为美国 Water Lorenz 公司产品。国内宁
波慈北公司的产品和上述产品相近，相比价格更便宜。

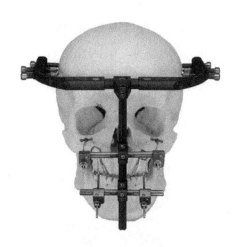

图 24　中面部外置式牵引成骨头架（马丁公司 RED）
（图片来源：感谢 Martin 公司授权提供照片）

　　笔者较常应用外置牵引器，其优点一是价格便宜，二是牵引方向可以随时调整，有利于在颅面牵引前移成骨的同时获得一个较好的颌关系；外置牵引器牵引力量确实可靠；在患儿能够较好配合、家属看护细致的情况下外置牵引器能够获得一个足够长的牵引巩固期；拆除牵引支架不需再次打开冠状切口。此外应用外置牵引器需在患儿两侧外眦角下方 0.6cm 处和双侧鼻唇沟部旁做约 0.4cm 长的皮肤切口，术后会留下瘢痕，需与患者家属说明。

　　（1）手术方法：术前按照计算机断层扫描（CT）获得的 Dicom 3.0 格式数据，在电脑中做中面部截骨模拟图

（图 25）。打印头颅模型。经鼻腔插管全身麻醉。双侧冠状切口入路。按照传统 Le Fort Ⅲ 或 Monobloc 术式进行中面部截骨，但截骨后只做中面部折断而不做前移。牵引器安装：于双侧外眦角下方 0.6cm 处和双侧鼻唇沟部切开 0.4cm 的皮肤，剥离至骨膜下，固定牵引钉于颧骨和上颌骨上，将牵引架用固定钉固定于颅骨上，随后用钢丝将牵引钉和牵引架连接起来，通过调整牵引杆来获得一个合适的牵引方向，牵引方向为向前稍向下。调试牵引器并确认能够前移 20mm，两侧中面部骨段移动较一致、阻力相近后结束手术。

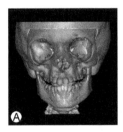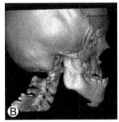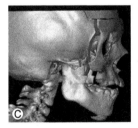

图 A：术前正面截骨范围设计；图 B：术前侧面设计；图 C 预拟中面部前移的设计

图 25　基于 CT 数据资料的术前设计（彩图见彩插 10）

（图片来源：穆雄铮，王炜 . 儿童整形外科学 . 浙江：浙江科学技术出版社，2015.）

　　（2）牵引过程：术后观察及恢复。到第 7 天开始牵引。牵引速度为每天 1 mm。笔者多使用国产外置式牵引器，旋转杆每转 1 圈，牵引器伸长 0.5mm，故每天可分上午、下午两次进行，并做详细记录。

当连续牵引，中面部前移到达理想位置，且上下颌骨所对应的牙列咬合关系较为良好时，可以停止牵引前移。笔者经验最多可前移 27mm（图 26）。出院后保持牵引器 3 ～ 4 个月。回访拆除牵引架，去除牵引钉。

对于冠状缝早闭而导致前额后缩明显的病例，可以做前额颅骨板切开后在外置式中面部牵引支架的横向主杆上方另置一牵引横杆，安放左右两侧的牵引杆，同时牵引额骨板和中面部。

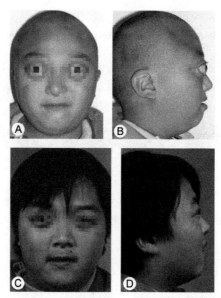

图 A、图 B：术前正侧位；图 C、图 D：术后正侧位

图 26　中面部牵引成骨技术治疗 Crouzon 综合征

对于青春期或成人较为严重的 Crouzon 综合征，如果术前估计中面部所在的上颌骨需要在前后方向前移动超过 15mm 以上者，为防止手术后的复发，应选择中面部截骨后的牵引成骨技术，虽然治疗周期较长，但是手术完成以后的远期复发率要明显低于采用单纯传统中面部截骨前移者。

31. 头冒外固定支具的效果

非手术治疗如头冒固定支具的特点是较为安全，但有时效果不明显，治疗周期比较长，一般只做辅助治疗或仅用于轻度畸形者。

小儿颅形异常的支具治疗由来已久，1979 年 Clarren SK 就描述了用一种头盔来治疗颅形异常，这种疗法 2001 年通过美国 FDA，其编号为 (21 CFR 882.5970)。William J. Barringer，MS 对美国 12 家儿童医院的颅面中心中使用颅形支具的情况进行了随访，认为它是一种较好的颅面手术术后固定器，可以矫正弥补手术中的不足。

Stephen Higuera，MD 对 6 例术后用颅形支具治疗的患儿进行了细致的观察和测量，认为非常有效，且在将来能广泛应用。

（1）治疗时间和年龄的选择：国外年龄多控制在 13

个月，治疗的时间多控制在 1 年。也有报道开始治疗时间在 6 个月内，治疗的时间 6 周。但笔者认为只要手术完成颅缝再造后，都可用颅形支具矫形，只是佩戴矫形器时间要长些，一般在 1.5 年。但非手术方法矫正头颅畸形，应该在 6 个月内就要佩戴颅形支具，开始的年龄越小效果越好。但最小年龄不应低于 2 个月。笔者的治疗时间也控制在 1 年，如果外形改善，但还有缺陷，可延长半年，也可认为是进行第二个疗程的治疗。

颅形支具矫形的应用范围及适应证的选择：笔者认为可用在非颅缝早闭症的头形异常和颅缝早闭症术后的再矫形和固定，也可用于内镜颅缝再造后的头形矫形。单颅缝早闭症较轻的婴儿，早期也可试着给患儿佩戴支具，作为手术前的辅助治疗。

（2）头颅支具使用方法及观察指标：根据患儿年龄及头型可以制作适宜的支具。将支具（颅形矫形器）打开，戴在头上，用尼龙搭扣粘紧。颅支具佩戴时间一般为 1 年。但每日可拆下对头部按摩防止头部皮肤压破，每日按摩 5 分钟，之后再戴在头上。2 ～ 3 个月由主诊医师调整支具的大小。可用电吹风将用低温塑板制作的头颅支具吹软，即可调整头型。

（3）头颅支具治疗应注意：支具制作时应以头颅模

型为基准，但支具内要留出空间作为畸形部颅骨生长的代偿空间。支具制作时低温塑板不宜加热太久，操作时不宜过度拉伸，以免固定时影响其强度，边缘用电吹风吹软并磨光，以免划伤皮肤。注意保护头帽支具内头颅有突出点部位的头皮免受压伤。有时为固定颅形支具，尼龙搭扣可能收得太紧，使突出的颅骨表面皮肤受压，短头畸形的患者表现为两颞部皮肤破溃，斜头畸形表现为额枕部皮肤破溃。解决的方法是：收紧尼龙搭扣时不要太用力，要逐渐加力，并可在这些突出点内加衬海绵作为预防。

动态支具是目前使用比较多的颅型支具。材质方面可分为硅胶类和硬海绵两类，硅胶类的佩戴舒适，但有时要加充气才能制止畸形颅骨的生长。外形方面可以分为开放式、全密闭型、充气式三种。

32. 基因治疗未来展望：CRISPR 技术有用武之地

规律成簇的间隔短回文重复（Clustered Regularly Interspaced Short Palindromic Repeats，CRISPR），是大多数细菌及古细菌中一种不断进化的天然适应性免疫防御机制。

（1）CRISPR 的分型：CRISPR 系统可分为三种类型

（Ⅰ～Ⅲ）及至少 11 种不同亚型。所有 CRISPR-Cas 免疫系统都通过三个主要阶段来行使功能：即"外来 DNA 采集"、"CRISPR RNA（crRNA）生物合成"以及"靶向干扰"。目前使用的 CRISPR-Cas 9 系统是由Ⅱ型 CRISPR 改进而来。解释其机制（图 27）：该系统由单链的 guide RNA（即 crRNA/Target specific crRNA sequence）和有核酸内切酶活性的 Cas 9 蛋白构成。CRISPR RNA 加工在Ⅱ型系统中依赖于包含一个与重复序列互补序列的反式作用 crRNA，即 tracrRNA。后期的靶向干扰基因敲除需要 tracrRNA 和 crRNA 同时存在，Ⅱ型系统中 tracrRNA 和 crRNA 融合成 sgRNA（gRNA）。

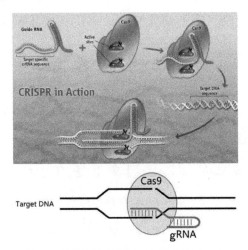

图 27　基因编辑原理图（彩图见彩插 11）

（图片来源：Pennisi E.The CRISPR craze.Science，2013，341（6148）:833-836.）

（2）CRISPR 的作用：通过 Cas9 蛋白形成 DNA 双链断裂，而细胞通过非同源重组（NHEJ）修复会造成INDEL 效应（insertion and deletion），进而造成基因移码突变而达到基因敲除目的。此外，还可以通过同源重组（HR）等方式达到对基因精确编辑的目的。其实，在此之前已经发展了多种基因编辑工具，如 ZFN、TALEN 等，并且也已经得到广泛应用。CRISPR 则相对较为简单、廉价、高效，而且可以多处打靶。图 28 解释了几种基因编辑方式。

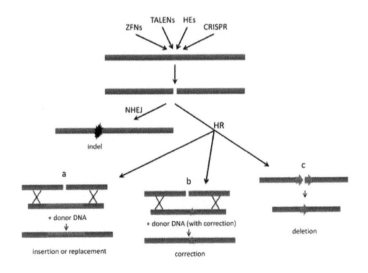

图 28　目前的基因打靶技术（彩图见彩插 12）

（图片来源：Pauwels K，Podevin N，Breyer D，et al. Engineering nucleases for gene targeting: safety and regulatory considerations. N Biotechnol，2014，31（1）:18-27.）

笔者认为模型动物构建革命已经到来。通过改变与特定疾病相关基因，可以利用小鼠建立疾病模型。利用这些疾病模型动物，可以对疾病发生、发展，以及各种干预措施（包括遗传学与化学手段）对疾病影响进行研究。在过去 20 年中，建立疾病模型动物方法基本没什么变化：首先将特定 DNA 片段插入到小鼠胚胎干细胞中，再将修饰过的干细胞植入到早期胚胎（即囊胚）中，然后将发育中的细胞移植到雌性小鼠中。通过这种方式建立单基因敲除小鼠品系可能需要花费数年和数十万美元的成本。并且这种基因敲除技术仅局限于小鼠、大鼠等少数物种中应用。

CRISPR-Cas 技术可一次性构建多突变转基因鼠（图 29）。Rudolf Jaenisch 教授实验室采用 CRISPR-Cas 技术绕过了胚胎干细胞操作过程，可快速而有效地建立携带多个基因突变小鼠。这是 CRISPR-Cas 技术首次被用于多细胞生物基因操作。利用 CRISPR-Cas 技术可以非常高效率地在四个位点上对两个基因进行敲除，效率达到了 80% 左右。如果利用 TALEN 技术，进行单基因敲除效率只有 30%。笔者相信这一技术将很快在需要建立基因突变鼠研究机构中得到应用。

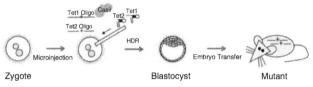

图 29　用 CRISPR-Cas9 受精卵显微注射动物模型示意图（彩图见彩插 13）
（图片来源：Wang H，Yang H，Shivalila CS，et al. One-step Generation of
Mice Carrying Mutations in Multiple Genes by CRISPR Cas-Mediated Genome
Engineering. Cell，2013，153（4）:910-918.）

　　在目前模型动物生产技术中，胚胎干细胞是一个绕不开的过程。而 CRISPR-Cas 技术则无需胚胎干细胞，因此遗传学研究可能将不再局限于有限种类模式生物了，这打破了模式生物的定义。现在，任何可以进行胚胎操作的动物都可以成为基因组工程研究目标。由于许多动物基因组已经完成测序，因此，利用这一技术可以在更多物种中进行高效遗传操作。同时有研究指出，对于利用 CRISPR-Cas 技术构建模式动物还需要开展更进一步研究，看是否存在预期外效果，是否会对基因组产生设计外改变。

　　此外，在内切酶活性失活的 Cas9 蛋白后加入 KRAB/VP64 等 effector 形成融合蛋白，可对下游基因起调控作用，如图 30 所示。

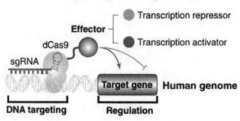

图30 CRISPR-Cas9 对下游信号序列调控（彩图见彩插14）
（图片来源：Gilbert L A，Larson M H，Morsut L，et al. CRISPR-mediated modular RNA-guided regulation of transcription in eukaryotes. Cell, 2013, 154(2): 442-451.）

（3）CRISPR 的应用：如果是对于细胞编辑可通过导入编码 guide RNA 和 Cas 9 的质粒；若是做动物模型一般是显微注射 RNA。现在 Addgene 上有个实验室开发出来的载体（Addgene: CRISPR/Cas Plasmids for Genome Editing）可供读者参考。

（4）CRISPR 的意义：CRISPR-Cas 技术可谓是近年生物医学界焦点，该技术相对于 ZFN、TALEN 等基因打靶技术简便、经济得多，一般实验室都可以构建自己的平台。然而其仍有相关问题亟待解决，如对该技术特异性、免疫原性还了解甚少，但是随着研究的不断深入，一定会有很大的改善。又如若要应用于临床治疗中，其脱靶效应是最应该解决的问题。笔者认为 CRISPR-Cas9 用于综合征型颅缝早闭症基因治疗虽然还有一段距离，但非常有前景。另外预期在未来 2 ～ 3 年，动植物育种、干细胞定向分化、遗传疾病定点修复等都将得到迅猛发展。

全颅改造和扩大颅腔手术简介

  全颅改造手术的目的是解决两个重要的问题，即重塑头颅的正常解剖和充分利用出生后一年内的大脑推力来维护重塑后的正常形态。

  前额正常解剖的位置是颅面总体平衡的保证，切勿低估它在颅颌面手术治疗中所扮演的重要角色。要正确地在前额做出解剖定位，有必要对它制定一个具有明确标记的新解剖概念。

  新解剖的构思是把它命名为由两个不同外科结构所组成的"外科前额"，包括：①眶上额带：由眶上缘到鼻额连接点以上的眉间区额骨和额骨颧突组成；②上额区：为眶上额带以外的额骨，其上界为冠状缝。

全颅改造通常包括如下步骤：眶额带的塑形和前移、前颅扩张和塑形、两侧颞部的扩张、后颅窝扩张。

在颅颌面矫形手术中，眶上额带的位置和形态占有主导地位。在矢状面，额带与鼻梁呈90°～120°的成角，其角度部分被软组织所掩盖。在玛雅人（Mayas）和印卡人（Incas）族传统中，人为的额带扁平畸形中，眶上带保持原状；但在尖头畸形，鼻额成角加深可达180°，额鼻呈骨性连续。正常眶上缘位于眼球前方，与眶孔呈正切线位置，而尖头畸形把眉弓压扁，把上睑褶拉平。

横向的眶上带在眼眶的中部呈轻度上凸，到颞区时作90°的弓状屈曲。

眶上带的病理改变是：在短头畸形和对称性颅颌面狭窄畸形中，眶上带后移，阔度增加；在尖头畸形中，眶上带呈后翻移位；眶上带在舟状头畸形中呈不对称变形，在三角头畸形中呈对称变形。

以上病理性的眶上带改变，对塑造一个正常的眶上带是有用的参考性资料。

在塑造一个正常的上额，应取材于双向弧度满意的单一骨板，具体方法为：

在短头畸形中，用上额前移或改变额鼻角的办法即可达到目的。

在尖头畸形中，可采用上额的移位或 180° 的倒位来完成。

在三角头畸形中，90° 倒位或上额位置的调整即可。

在一些三角头或舟状头畸形中，可在颅盖上取一块大小相当的游离骨板来塑造一个相对正常的上额。

总之，采用单骨板的重要性在于：用多骨板塑造的前额所遗留的任何骨面高低不平，在光照下都将暴露无遗，影响美观，可能需要再次手术行骨面整修。眶上带高度在儿童不应超过 15mm，婴儿不高于 12mm。超过眶上带，上额区开始加深骨屈曲度。矢状面上额呈 60° 弧度的外凸性屈曲向颅顶延伸；横断面上额的双边，与颞骨呈轻度外凸性角屈。

33. 眶额带的塑形和前移

取平卧、头高位（图 31）。经口腔插管全身麻醉。如后鼻腔狭窄明显，而无法正常插管者，可以考虑气管切开后经气管切开口插管，施行全身麻醉。护理方面，应在术中准备气管切开包、深静脉埋管包、静脉切开包、腰穿包、胸穿包、导尿包等。

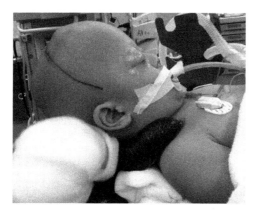

图 31　手术头位抬高和固定，头枕用软垫

　　冠状切口进路。切开头皮后，在帽状腱膜层分离，两侧至颞区。正中及眶上、颅顶部"工"字形切开颅骨膜，由正中向两侧掀起颅骨膜并尽量保持骨膜的完整性。在颞肌附着处用电刀切开致密的肌腱和颅骨的连接，在颞肌下、颞部颅骨表面分离颞肌和颅骨膜瓣；向前，分开颞肌与眼眶外缘的肌性附着；向下，分开颞肌与颧骨颧弓的附着，并显露骨性眼眶上缘和外缘，以及颧骨上缘和颧弓的前 1/3。前额中央部位的骨膜下分离，宜向前至额眶缘上 2 cm 处，切开额眶部骨膜，然后在骨膜下剥离，由中央向两侧骨膜下剥离显露眼眶上缘、眶上窝、眼眶内侧壁和筛骨纸板、泪囊窝；向下分离，显露鼻根部的鼻骨和上颌骨鼻突。

设计截骨线，包括额眶骨带设计、前额颅骨板设计、确定移动额眶带和前额颅骨板的固定位置等。掀起骨膜后，可以用美兰笔标记截骨线，也可用电刀尖标记截骨线。截骨后的眶带至少要达到眼眶外缘的中分，最好包括整个眼眶外缘。可以在额眶骨带的后缘做一个舌状带，以利额眶带前移后的固定。

前额颅骨板的弧度和宽度应该在原颅骨上经过选择，最好在能够形成自然前额颅骨板弧度的部位选择宽度和高度与额眶带相匹配的颅骨板，经标记后保留此颅骨板备用。如果前额弧度僵硬扁平，可以在取下前额颅骨板后经过 2 ~ 3 次折断，形成既有合适前突弧度，又能和前移的额眶骨带相匹配的前额颅骨板。

前移的额眶带在中央部位应该和鼻根部截骨端前移重叠固定。两侧眶外缘应该用可吸收板和眶颞未截骨部位做坚固内固定。前额颅骨板和前移的额眶骨板之间可以用 3-0 或者 4-0 的 PDS 线缝合固定，无需用坚固内固定。颅骨截开后其他部位的颅骨间隙，可以用剩余的颅骨碎片贴着硬脑膜安放，用生物胶固定（图 32）。

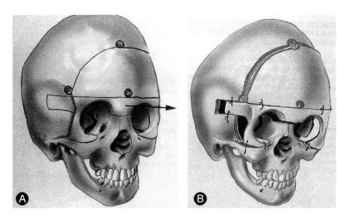

图 A：截骨示意图术前；图 B：截骨示意图术后

图 32　额眶前移及额颅塑形手术（彩图见彩插 15）

（图片来源：KE Salyer.Craniofacial surgery. Lippincott-Raven Publishers，1999.）

　　婴幼儿期 Crouzon 综合征多伴有短头畸形。有些患儿囟门和额缝在 3～5 月时尚未闭合，但双侧冠状缝早闭非常明显，或伴有颞磷缝早闭而致颞部凹陷，以致颅压增高明显，囟门反而更大，额缝也无法正常闭合。此时前移额眶骨带非常必要，前移的幅度应该足够的大，以尽早去除限制颅底发育的狭窄因素。有时必须过度前移额眶骨带。笔者的经验，这类患者因为颅内压非常高，颅骨内板吸收比较明显，以致无法形成完整的前额颅骨板。可以扩大开颅范围，甚至做全颅截开，以便在整个头颅部先选择较为致密的颅骨作为前额骨板，而剩余的颅骨板可以分块安放在硬脑膜表面，以浮动形式随大脑发育自行形成新的颅骨外形。

34. 前颅扩张和塑形

手术目的主要是将高低不平的前额展平,尽量减少由于额颅畸形而继发的鼻根、眼眶和中面部的歪斜,同时重塑的前额重置于前移的额眶带上,扩大了前颅窝的颅腔容积。通常手术时的年龄越小,塑形越容易,以后的继发畸形相对较小。

为使前额部塑成正常自然的弧度,Marchac 于 1978 年设计了双侧额眶部的截骨成形术,其目的是在扩大和前移扁平后缩的患侧额颅的同时,将代偿性过度膨出的对侧额眶部予以重新塑形,以达到整个额眶部的协调一致(图 33)。此种截骨法,可以使得额骨和眼眶在前后、上下方向的不平衡同时得到纠正。

近来,诸多学者倾向于用 Marchac 方法治疗前斜头畸形,其长期随访结果与单侧法比较,效果更为良好。有些作者对 Marchac 方法进行改良,取得了更好的效果(Mulliken 法,图 34)。一般来说,5 岁以后的就诊患儿,前斜头畸形多伴有相应的鼻、中面部、颏部的畸形,一次大的手术以后,还需进行一些其他的手术如正颌截骨术、颏成形术、鼻成形术等,以进一步改善颅面部形态。

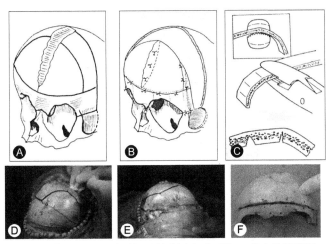

图 A：手术设计图；图 B：术后额眶前移固定后；图 C：术中骨塑形图；图 D：颅顶设计额颅骨板；图 E：术中设计正面观；图 F：额颅骨板重置于额眶带上

图 33　双侧额眶部的截骨成形术（彩图见彩插 16）

（图片来源：穆雄铮，王炜 . 儿童整形外科学 . 浙江：浙江科学技术出版社，2015.）

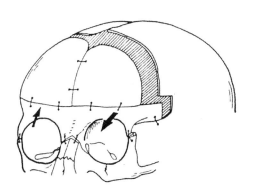

图 34　Mulleken 改良 Marchac 法的双侧额颅截骨术

（图片来源：穆雄铮，王炜 . 儿童整形外科学 . 浙江：浙江科学技术出版社，2015.）

35. 两侧颞部的扩张

在三角头畸形、部分舟状头畸形中，双侧颞部狭窄既影响头颅形态，又会使前颅窝的侧向发育不足，影响颞叶大脑组织的发育。因而两侧颞部必要时应予截骨扩张。

Michael 将整个额骨切成多条骨条重塑额形，把额眶带截成四块，先从眶间中央截开，再从眶顶斜形截骨，重新对眶额带塑形，形成一个有正常弧度的眶额带。同时取两小块额骨垫高颞部，改善了颞部的凹陷，较好地矫正了三角眉畸形（如图 35）。

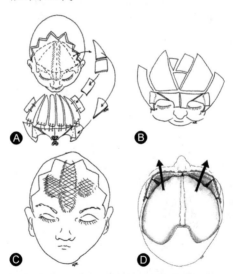

注：用多条骨条重塑额形，同时取两小块额骨垫高颞部，改善了颞部的凹陷。

图 35 Michael 的手术设计图

（图片来源：穆雄铮，王炜.儿童整形外科学.浙江：浙江科学技术出版社，2015.）

为了解决三角头术后颞部凹陷的问题，Jesse Selber 设计了一种新型的眶成型的方法，使额颞分出了角度，解决了颞部凹陷的问题（图 36）。

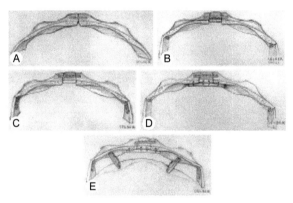

图 36 Jesse Selber 新型的眶成型的方法
（图片来源：穆雄铮，王炜. 儿童整形外科学. 浙江：浙江科学技术出版社，2015.）

36. 后颅窝扩张

后颅窝扩张，近几年来受到广泛重视，其位置位于枕颅部，是扩大短头畸形（尤其是综合征型颅缝早闭症）头颅最狭窄部位的关键区域，既改善了后方头颅外形，又扩大了颅底的颅腔容积，可以缓解颅内高压和脑脊液循环障碍，对伴有 Chiari 综合征的颅缝早闭症尤其有效。

Le Fort Ⅲ型截骨前移手术

    Le Fort Ⅲ型截骨前移手术是前移整个面中部的最有效手段，其方法是应用 Le Fort Ⅲ的截骨线进行中面部截骨，然后将整个中面部与颅底脱开，随后用专用的持骨钳将此中面部骨块前移在设定的良好位置并固定。

37. Le Fort Ⅲ型截骨前移手术的术前设计

    用 Dicom 3.0 格式保存的 CT 原始资料可以在相关的软件中运行，做数字化测量和术前模拟，也可以用此 CT 原始资料打印出头颅模型，以利手术前的精确设计。纸质模型价格较为便宜，可以作为初步的模拟，但要在模型上做截骨模拟比较困难；石膏粉模型相对较为精细，但遇水易碎（图 37）；聚酯模型既精细又可以做切割操作，但价格较贵。

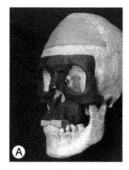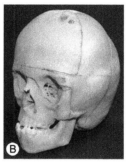

图 A：头颅纸质模型；图 B：头颅石膏粉模型

图 37 按照 CT 原始数据打印的头颅模型（彩图见彩插 17）

照片资料是必不可少的。目前多用数码相机拍摄照片，注意拍摄的距离不能太近，如果是单反数码相机，建议用 50 ～ 90mm 的镜头拍摄；如果是简单卡片机，建议用3倍以上变焦状态拍摄。通常照相包括6个方向：正位、抬头位、左斜侧位、左正侧位、右斜侧位、右正侧位。

石膏牙模对 Le Fort Ⅲ 截骨前移术十分重要。术前可以将石膏上下牙模固定在牙咬合架，在石膏模型上进行截骨模拟。通常要达到正常咬合关系，上颌骨可前移9 ～ 11mm。在石膏模拟后，制作按正常咬合关系的术后咬合牙垫（塑料板）（图38），以备手术中校对咬合关系之需。术前应告知患者，术后需做4～6周的颌间结扎，其间应维持流质饮食，其目的在于使患者有心理上的准备，在术后颌间结扎期间可以得到患者的良好配合。

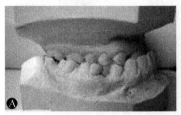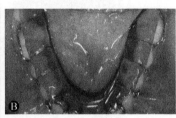

图A：石膏牙模；图B：咬合牙垫

图38　术前准备的石膏牙模和咬合牙垫（彩图见彩插18）

38. Le Fort Ⅲ型截骨前移手术的麻醉选择及监护准备

通常选用经鼻咽腔插管的全身麻醉。对中面部截骨前移的病例，术前或术毕之前应置胃肠管，术后做胃肠减压，以吸去口腔分泌物和胃肠反流物。这是因为有些病例术后要做颌间结扎，胃肠道和口腔分泌物在全身麻醉尚未完全苏醒时，易逆向流入呼吸道导致窒息。近年来，术中坚固内固定技术已得到广泛应用，大多数病例术后无须做术后即时上下颌骨的颌间结扎，因而也可以免去置胃肠管之苦。

术中置中心静脉压监护，可以及时弥补血液及体液的丢失。颅内外联合手术者应做脑压监护，简便的方法是做经硬脊膜下留管测定颅内压，术中必要时可经此管放出脑脊液以降低颅压，但此法近年已不常用。术中麻醉医师应密切注意鼻咽部插管是否损伤。曾有报道，手术医师术中切断全身麻醉鼻插管，导致呼吸危象（Wolfe，1993 年）。

39. Le Fort Ⅲ型截骨前移手术的手术方法

平卧，经鼻插管全身麻醉。横颅冠状切口进路。切开头皮后，在帽状腱膜层分离，两侧至颞浅筋膜下、颞肌之上；向前到额眶缘上 2 cm 处，切开额眶部骨膜，然后在骨膜下剥离，于眶外侧缘、眶耳平面水平切开骨膜和颞肌浅层，止血后用剥离子钝性分离，向两侧达颧骨颧弓表面，剥除颧弓上附着的颞肌和翼内肌。在骨膜下完全剥离眼眶的外侧壁、内侧壁，注意凿开眶上孔以显露眶上神经血管束，并游离之。用骨膜剥离子从眼眶的内外两侧向眶底和眶下缘剥离，并交通眶下缘的内外侧。额部在骨膜下剥离直至鼻根部或鼻侧软骨处。如此整个眼眶、颧弓和上颌骨的骨膜已完全剥离开。彻底止血后，用美兰笔或着色笔在骨面上设计截骨线，包括颅额部、中面部、颧骨颧弓等。

用电动或气动来复锯或摆动锯进行鼻根、眶外侧缘、眶内下缘及颧弓的截骨。截骨完成后用 Kawamoto 骨凿（弯头长骨凿）插入口内的上颌结节后方，轻轻凿开上颌结节和翼板的联结。然后用 Rowe 上颌持骨钳插入双鼻孔和上腭之间，夹持整个上颌骨和中面部，并上下、左右摇动整块中面部骨块，使之完全松动后向前拉出，使面中部骨块前移后达到正常的咬合关系。在上下牙列间置入咬合垫，用颌间结扎固定上颌中面部骨块，固定时应呈轻度超合以防术后骨块后缩。最后，在中面部骨块截骨前移后的骨间隙内植骨，即眶外侧缘、眶上缘、颧弓、鼻根部及上颌结节后诸间隙内植入自体髂骨或肋骨。植骨后各骨块间须行钢丝结扎或小钢板固定（图39）。

应注意的是，上颌结节后的植骨较难固定。有时骨块可滑落咽后壁的咽旁间隙中而达不到骨固定作用，为此 Wolfe 建议，在上颌结节植入的骨块上固定一根引线，植骨后将引线缝扎于前方牙槽骨，一旦骨块滑脱，即可提起固定线，拉起移植骨块，这不失为一种简单有效的骨固定方法。

此手术因术后行颌间结扎，当麻醉未完全清醒时易致口腔分泌物和陈旧性血性物倒流产生的窒息。术前或术中应置胃管，术后2天内行持续胃肠减压以减少口腔内分泌

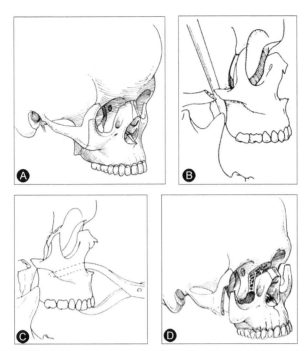

图 A 截骨线设计；图 B 断开颧弓，凿断颅连接；图 C 用上颌骨持骨钳拉出中面部；图 D 上颌骨前移后

图 38 Le Fort Ⅲ型截骨前移术（彩图见彩插 19）

（图片来源：穆雄铮，王炜 . 儿童整形外科学 . 浙江：浙江科学技术出版社，2015.）

物。术后可在头皮瓣内置负压引流，2～3 天后去除。术后流质饮食 2～3 周。颌间结扎固定 6～8 周后去除。头皮切口 7～10 天拆线。

舟状头畸形：全颅骨重塑抑或牵拉成骨

舟状头畸形主要以头颅外形异常为主，对智力发育的损害较轻或不十分明显。手术目的以改善头颅外形为主，即缩短头颅的前后径，扩大其横径。

40. 全颅骨重塑手术

手术时机建议在 1～3 岁进行。

Rougerie（1972）的方法是在中央颅顶部保留颅骨带，再将两侧颅骨平行分解成两片骨瓣，前端超过冠状缝，后方到人字缝，把骨瓣撬起，把此骨瓣的前端重新安置和固定在额骨后缘，中央缘则用几片植骨片和中央骨带固定；
其他两个边缘则任其游离（图 40）。颞骨鳞部则做柳枝骨
折向两侧撑开以扩张颅腔。

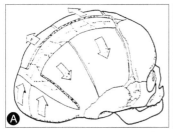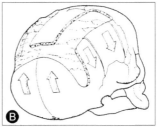

图 A：幼小婴儿，不留中间骨板的截骨法；图 B：稍大儿童，中间留骨板的
截骨法

图 40　顶枕部作多个 T 型截开的 Rougerie 法

（图片来源：穆雄铮，王炜.儿童整形外科学.浙江：浙江科学技术出版社，2015.）

此手术方法在矫正头颅横向狭窄方面效果良好，但
无法解除枕极部的隆凸畸形。矫正枕极部隆凸的方法则是
将枕骨骨瓣截下后做柳枝状骨折，或全部折断，然后矫正
复位。

Marchac 的方法（1976）适用于额部畸形为主的舟状
头畸形，可以后缩和下放额极，提高颅顶，前移后枕部和
增宽头颅横径。手术时先做一长而偏后的冠状切口，充分
暴露整个颅骨穹窿，确定前额及顶骨各最佳骨瓣的位置，
做出画线定位。如前额不太狭小，则将它后旋就足以矫正

额极的前突畸形，否则应采用骨瓣移位术。然后在前方起自眶上区，后方止于枕骨鳞部基底，设计 4 ～ 5 块横形游离颅骨骨瓣。分离时应特别注意避开上矢状窦，以避免大出血。特别危险的步骤是在分离枕极时，慎防损伤横窦。最后可进行移位和重新组合，以矫正头颅畸形。

41. 牵引成骨或弹簧牵引

对于 4 个月至 1 岁、畸形不很严重的患儿，可以应用弹簧牵引或者牵引成骨的方法，以减少创伤。其方法是在矢状缝处安置弹簧圈或横向牵引器 2 ～ 3 个，逐日牵引两侧颅骨向左右扩大。

短头畸形：颅底扩大之前颅、后颅问题

短头畸形是指由双侧冠状颅缝早闭而致的额头平坦而高耸。无额枕突出的头颅畸形，其外形异常在侧面观察尤为明显。

42. 短头畸形的手术指征

短头畸形的治疗中应重视手术时机的选择。一般在1岁以内发现疾病，应尽早完成颅腔的扩大和前额的塑形，使脑组织得到正常发育的空间，同时重建颅额部前突的正常外形。

　　3 岁以后，学龄儿童，甚至青春期的短头畸形患者，治疗目的主要以改善颅面外形为主，手术结果和改善大脑发育的相关性十分有限。

　　伴有综合征型的短头畸形，应该尽早手术，以增加颅底的前后距离，有效扩大颅腔容积，同时改善颅面外形。

　　伴有颞鳞缝、突眼等症状的短头畸形，一旦发现，应尽早手术。伴有脑积水的短头畸形，可以先做脑积水分流手术。

43. 短头畸形的手术目的

　　单纯短头畸形，主要是截开额眶骨带和额颅骨板，重新塑造额部突出和额鼻角，达到正常的颅面外形。

　　伴有综合征型的短头畸形，手术方案应预设主要手术目的和次要手术目的，尤其是伴有颞鳞缝、突眼等症状的短头畸形。主要手术目的是治疗中必须完成的目标，如为扩大颅腔容积、增加颅底前后距离而应完成额眶骨带的足够前移和固定；次要手术目的是手术中尽量能完成的目标，如扩张颞部、改善面部外形等，手术过程中如果风险过大可以适度放弃。

44. 短头畸形的手术方法

　　法国医生 Daniel Marchac 的额眶骨带和前额颅骨板前移手术（图 41）是目前较为有效的手术方法。手术关键有二：一是眶上骨带和眶上缘的重叠和单点固定，以使眶上缘和额骨板可以随额叶大脑的发育而向前移动；二是选择和形成完整、有良好弧度的前颅骨板，以重塑形态良好的前额。

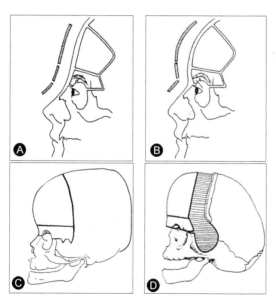

　　图 A：术前平坦或后倾的额颅部；图 B：应该形成的良好额鼻角；图 C：短头术前设计；图 D：前移额眶骨带和前额颅骨板

图 41　Marchac 短头矫正术，重塑额部突出和额鼻角

（图片来源：穆雄铮，王炜 . 儿童整形外科学 . 浙江：浙江科学技术出版社，2015.）

　　小儿短头畸形通常会伴有其他畸形，或其他颅缝的早
闭。在额颅高耸或额部向后倾斜的病例中，可在形成眶上
骨带的同时，取下其上额颅骨板，进行塑形改造，拼接成
有正常弧度的前额骨板；有时为了过度矫正，可以制成有
正常突起弧度或过度前倾的额颅骨板，然后重新固定在眶
上骨带上。

　　婴儿患者额顶部颅骨板成形复位后的间隙可不予植骨
或固定。成年患者，塑形前移后的额颅骨板间隙可用 2～3
条骨板，桥样连接固定，其余间隙可不予植骨。

　　对短头畸形合并有其他颅面畸形（如 Crouzon 综合征）
的患者，手术的关键是最大限度地前移额眶骨带以扩大颅
底的最大直径，可以增加颅腔的容积，以容纳大脑的发育。

　　笔者曾接诊 2 例因为额颅骨带前移不充分而导致复发
的病例，可以作为此观点的反证：此 2 病例均在出生 8 月
时因双侧冠状缝早闭的短头畸形（同时伴有颅底和中面部
发育不良的 Crouzon 综合征）而在其他医院做了较为彻底
的全颅重建手术。当时手术医师截开颅缝，并留下较大的
空隙以防复发，额眶带也锯开，并有前置固定，但锯开
的额眶带位置较高，且前置的距离较少。第一次手术以
后 2 个月，患儿家属即感觉头颅外形逐渐回复原样，一年
以后患儿头颅完全回复手术前的形状。同样 2 例复发患者

的第二次术前头颅三维 CT 重建片提示，全部颅缝都已经闭合，局部有颅骨缺损（原留下较大颅骨间隙处），伴脑积水。笔者在第二次手术中，将形成的额眶带下移至鼻根部，考虑到额眶骨带的前移可能不够充分，故手术中将额眶骨带尽量前移并固定在鼻骨。手术后随访 1 年余未见再次复发。

45. 短头畸形的手术关键及注意点

短头畸形中发生颅内压增高和智力发育异常的比例较斜头畸形稍高，有些伴有多颅缝早闭症或综合征型颅缝早闭症，因而早期手术很有必要。随着儿科麻醉和监护技术的提高，1 岁以内手术的安全性大大提高，因而一旦发现畸形应该争取尽早手术。

手术过程中，早期手术的术中出血相对可以控制，发生颅骨缝和硬脑膜粘连的机会比较少，因而手术中发生硬脑膜撕裂的机会相应减少，术后的并发症也随之减少。越小患儿，颅骨越容易截开，甚至用手术剪刀即可剪开骨片，操作难度较少，可以缩短手术时间，减少手术创伤。

当然，患儿越小，全身血容量也相应较少，手术中应注意止血，并随时监测血容量的变化。

　　额眶骨带实际上是颅底的一部分，是颅缝早闭症重建后向前扩大的颅腔区域，因此，手术中的关键步骤是额眶骨带的形成和尽量前移。额眶骨带位置不能仅在眶上缘。额眶骨带在眶外侧部位应在眼眶外缘的中上 1/3，在内侧应在鼻根或眼眶内缘的中上 1/3 位置。形成额眶骨带后，应该尽量前移，并将额眶骨带的内侧板固定在鼻根的外侧骨板上，或者将额眶骨带和鼻骨重叠固定，随后将额眶骨带的两侧眶外缘和原截骨端的眶外缘前置重叠固定（最好用可吸收材料的坚固内固定）。

　　青春期或成人的短头畸形手术，主要以头颅外形重建为主，手术目的不再以扩大颅腔为首要，而应该以形成有正常外形的额部骨板为主。

　　形成额部有正常形态的骨板，应该首选顶颅或者颞颅有完整弧度的整块半圆形骨板，将之固定在额眶骨带上，半圆形骨板的高度一般和发际线相当，其长度应该和额眶骨带的正面宽度相当。半圆形骨板应该有向前微膨出的弧度，与正常人的额部形态相似。当半圆形额颅骨板固定在额眶骨带上时，应该形成正常的额鼻角。

　　有些短头畸形虽然双侧冠状缝发生早闭，但患儿的囟门宽大，额缝未闭而影响额部半圆形骨板的完整性。此时最好在顶颅或者颞颅部寻找有合适弧度和大小的完整半圆形额骨板，移置于额眶骨带之上并予坚固固定。如果无法形成完整的额骨板，权宜之计可以将分开之额缝两侧的额骨板分别取下，再进行拼接。但需注意，拼接应该完整并且坚固，最好用 2～3 块可吸收连接片在额骨板的内侧做坚固固定，切忌用钢丝或者缝合线打孔固定。手术中应注意的是，头枕部截骨的话，不能用钢丝做骨板间的固定，因患儿手术后如果仰卧的话，极有可能因钢丝磨破头皮而需进行二期无谓的取钢丝、修正头皮等手术；另有些短头畸形患者经过手术以后，颅腔虽然有所扩大，但是额部形态欠佳，或额部中间凹陷成角，或额部高耸，影响美观。

法国 Marchac 医师曾对大病例组双侧冠状缝早闭症所致的短头畸形患儿进行系统随访，分析扩大颅腔和手术重建颅骨的效果。其结果表明，在大多数病例中，颅骨外形重建的意义，较之扩大颅腔来得更为重要。

46. 短头畸形的手术效果及评估

应用法国医师 Marchac 的方法矫正短头畸形，目前已经成为国际上治疗该疾病的首选术式。Marchac 的随访资料提示，即使目前人们并不完全理解短头畸形患者的发育过程，但是早期手术改造了头颅外形以后，干预了短头畸形的发育过程，其远期（20 余年）随访结果令人非常鼓舞。可以这样认为，经改造了额眶骨带和前额为主的额颅骨板外形以后，头颅前部和额眶，包括鼻根、面中部都得以趋向于向正常面部外形的形态发育。

当然，这需要更长时间的随访和资料积累。青春期和成人的短头畸形，主要是改善额部外形，手术前应告知患者手术的风险（图 42）。

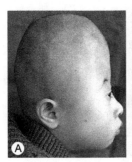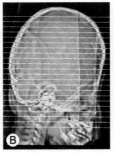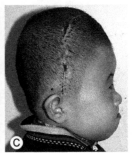

图 A：术前侧位；图 B：术前 X 射线侧位；图 C：术后 2 周

图 42　短头畸形（2 岁）

（图片来源：穆雄铮，王炜．儿童整形外科学．浙江：浙江科学技术出版社，2015．）

47. 短头畸形的颅底扩大之后颅问题

颅底和颅盖可以视为一个木桶的最大径和桶壁容积的关系，如果木桶的最大径受限了，木桶的桶壁容积必然减少；同理，在短头畸形中，颅底发育受限，颅腔容积随之减少。

根据木桶理论，增加木桶的容积，关键在于扩大最大径所在的桶围。同理，要增加短头畸形的颅腔容积，也只有扩大颅底的前后径。前颅底的扩大，依赖于额眶带在前额整体离断和前移，这样保证了大脑在颅底前方无阻碍地向前生长。目前的研究表明，后颅底的扩大，可以有效地扩大颅腔容积，对于改善脑脊液循环受阻的脑积水有很大帮助（如 Chiari 综合征）。

短头畸形的矫正，不仅在于应用额眶带前移来扩大前颅底，更应重视枕颅部的扩大，以扩大后颅底。这样才能达到有效的治疗效果。

斜头畸形：额眶前移及过度矫正

对于斜头畸形，手术干预的目的是扩大受压部位的颅腔以减少大脑的更多压迫，同时矫正颅眶的不对称畸形。通常对于轻、中度畸形患者，对外形的改善要多于颅腔扩大。

48. 额部前斜头畸形（单侧冠状缝早闭症）

额部前斜头畸形主要是指额颅部、上面部的不协调。它包括颅面结构和器官在三维空间的上下不齐、前后突度不一和左右位置不对称。其特点是畸形很少局限于某一器官或解剖结构，而呈现多部位、多器官的不协调，给人一种扭曲和变形的直观印象。

（1）手术指征：继发于产道挤压的前斜头畸形，虽然在正常新生儿中有一定的发生率，但大多数无须手术治疗，只要父母给予合适的按摩，或让婴儿在睡眠时保持一定的位置，即可改善头形。较严重者可预制矫形头盔，在6个月以前佩戴。只有极少数有严重前斜头畸形和面部不对称畸形的患者，需要手术治疗。

由单侧冠状缝早闭症所致的真性前斜头畸形患儿应在6个月至2岁时选择手术治疗。手术目的主要是将高低不平的前额展平，尽量减少由于斜头畸形而继发的鼻根、眼眶和中面部的歪斜。通常手术时年龄越小，塑形越容易，以后的继发畸形也相对较轻。

一般单侧冠状缝早闭很少伴发颅内压增高，也不致继发智力发育障碍，因而大多数患者的治疗目的主要是改善额部和眼眶的外形，而非单纯的扩大颅腔。只有极少数有颅内压增高的患者，或伴发综合征型颅缝早闭症的患者，需要手术扩大颅腔以降低颅内压力。

前斜头畸形的手术治疗包括额颅的塑形、眼眶的矫治和对中面部颌骨畸形的正颌手术。对于婴幼儿患者，手术的基本内容是额颅形态的塑造和额眶骨带的重置。

眼眶的矫治和面部歪斜的矫治如正颌手术须待患儿6

岁以后，或发育完成再行考虑。

（2）手术方法：额颅形态的塑造和额眶骨带的重置按照其沿革，通常有两类方法可供选择：一类为单侧的额颅截骨术（Hoffman 法、Whitaker 法、McCarthy 法等），另一类为双侧的额颅截骨术（Marchac 法、Mulliken 的改良 Marchac 法等）。目前以双侧额颅截骨术最为流行，并积累了数千例的临床成功经验。

① Hoffman 和 Mohr 法（单侧额颅截骨术）：为了去除早闭的冠状缝，扩大颅腔以促进大脑的正常发育，Hoffman 和 Mohr 于 1976 年报道了该手术方法（图 43），即在颅缝早闭侧（额部扁平侧）的眶上额带和颅顶部截骨，将眶上缘和眶外眦块折断后前移。截骨的边缘包以硅胶薄片以防止颅缝再次融合。此法又称为"外眦前移法"，其缺点是对

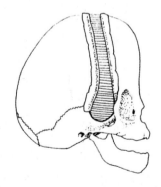

图 43 Hoffman 和 Mohr 法去除早闭的冠状缝，截骨端用硅胶膜包裹
（图片来源：穆雄铮，王炜 . 儿童整形外科学 . 浙江：浙江科学技术出版社，2015.）

眶上缘的塑形效果欠佳。

② Whitaker 法和 McCarthy 法（单侧额颅截骨）：Hoffman 法中眶上缘和额颅瓣固位不良，为此 Whitaker（1977 年）设计了一种带眶上缘舌形骨瓣用以楔式固定的单颅瓣截骨法（图 44）。在此基础上 McCarthy 对额瓣的截骨进行改良，使额瓣的截骨范围超过中线，而在眶上带的中份作青枝骨折，使得眶外缘和颞部骨带可以尽量前移和获得良好固定（图 45）。

③ Marchac 法（双侧额颅截骨术）：为使前额部塑成正常自然的弧度，Marchac 于 1978 年设计了双侧额眶部的截骨成形术，其目的是在扩大和前移扁平后缩的患侧额

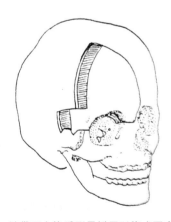

图 44　Whitaker 法带眶上缘舌形骨瓣用以楔式固定的单颅瓣截骨法
（图片来源：穆雄铮，王炜 . 儿童整形外科学 . 浙江：浙江科学技术出版社，2015.）

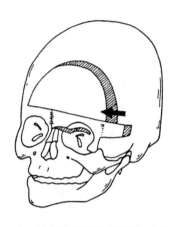

图 45 McCarthy 法额瓣的截骨范围超过中线，而在眶上
带的中份作青枝骨折

（图片来源：穆雄铮，王炜．儿童整形外科学．浙江：浙江科学技术出版社，2015．）

颅的同时，将代偿性过度膨出的对侧额眶部予以重新塑形，以达到整个额眶部的协调一致（图 46）。此种截骨法，可以使得额骨和眼眶在前后、上下方向的不平衡同时得到纠正。

（3）手术注意点：离断额骨 - 眶上缘骨带并前移、外展是手术中的关键，这个手术步骤决定了重塑后的额部颅骨形态和位置，同时扩大了因颅缝早闭而形成的颅骨最狭窄部，扩大了颅腔容积，可以降低颅内较高的压力。临床经验表明，只有将额眶骨带足够的前移、适度的下降，才能维持额颅和眼眶上缘的良好发育，并可引导中面部较为正常的发育趋势。

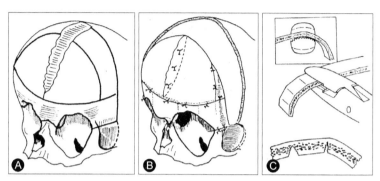

图 A：手术设计图；图 B：术后额眶前移固定后；图 C：术中骨塑形

图 46　双侧额眶部的截骨成形术

（图片来源：穆雄铮，王炜 . 儿童整形外科学 . 浙江：浙江科学技术出版社，2015.）

对于较为严重的斜头畸形，患侧额眶骨带的过度前移十分必要。早闭的冠状缝有很明显的再闭合倾向，如果单纯切开早闭的颅缝，不足 3 ～ 6 个月切开的颅骨缝将会很快重新闭合，相关研究也证明，此现象和颅缝早闭症中成纤维细胞生长因子过度表达呈正相关。另外，即使固定了额眶骨带，当头皮回复以后仍有向内的皮肤张力，对额眶骨带造成向内的推力。近年来笔者在术中过度前移额眶骨带和额颅骨板，通常前移幅度较正常侧多 3 ～ 5mm，术后随访效果显示，额颅和额眶部形态良好。

手术后并发症主要为脑脊液漏，通常为手术中取下颅骨板时撕裂硬脑膜所致。在单侧冠状缝早闭症的患侧眼眶外侧、颞部、鼻根和正中额眶骨带区域，由于硬脑膜和颅骨粘连较紧，分离时很容易撕裂硬脑膜。尤其是有些患者的眶外侧会形成异常突出的骨嵴，嵌入到硬脑膜中，用颅骨铣刀时在这个部位会出现停顿，此时应从另外方向再用铣刀开颅，避免用力操作撕裂硬脑膜。在鼻根和正中额眶骨带直至前颅底鸡冠处，有时在颅内可以发现有条索状硬脑膜嵌入正中筛板和前颅底，此时应该小心地一手用镊子或蚊式血管钳夹住硬脑膜条索，另一手使用脑膜剥离子将此嵌入条索从颅骨上慢慢剥离出来。一旦出现硬脑膜撕裂，在可能的情况下应该尽量仔细修补，修补区域最好再用脑膜补片覆盖，以策安全。

手术前后断层头颅和面部 CT 扫描、三维头颅 CT 重建的比较可作为效果评定的指标。

49. 枕部后斜头畸形

枕部后斜头畸形可由单侧人字缝早闭症或产道的不对称挤压所致。两者有时不易鉴别，X 射线片不一定能见到早闭的人字缝。通常枕部扁平一侧的耳朵位置较前，同侧额部前突。大多数患者没有明显的颅内压增高症。由于枕后部头颅歪斜，有时会出现代偿性的颈、肩部歪斜。正面观察时，面容较为正常。头颅三维 CT 重建片可以明确诊断。

（1）手术指征：不明显的轻度后斜头畸形可不予手术。较为明显的后斜头畸形，早期发现应早期手术治疗，最好在出生后的 6 ～ 12 个月。

（2）治疗方法：①非手术治疗：对于轻度后斜头畸形，可以通过频繁的变换婴儿的睡姿，将仰卧改为侧卧，即可完全矫正。还有一些并不需要任何处理，当婴儿能够坐立时，即逐渐恢复。产道挤压所致的中重度畸形，可以通过头颅塑形带、矫形头盔（或称为塑形头盔）得以纠正，但是需要在婴儿 6 ～ 12 个月内进行。美国哈佛大学医学院附属麻省总医院儿童物理治疗中心建议在进行塑形头盔定制前，必须请神经外科医师对婴儿的脑部发育进行全面评估，尤其是要排除颅缝早闭等疾病；由神经外科医师、矫形专业医师、儿科医师共同决定婴儿是否需要佩戴塑形头盔。患儿应直接在医院由专业医师实地物理测量，以确保矫正质量。佩戴时间通常每天 18 ～ 20 小时，维持 3 ～ 6 个月；每个患者的治疗时间稍有不同，应该根据婴儿月龄、畸形程度等而定。佩戴后应定期由医师调整，一般每 2 ～ 3 周调整一次。

塑形头盔外层是硬的保护壳，内层是泡沫材料。头盔通过给婴儿头部施加持续、温和的压力来限制后枕部突出区域的生长，促进平坦区域的自然生长。头盔的作用，是使得头部在生长发育过程中，随着不间断的调整，在一个规则的塑形空间中渐趋正常外形。

②手术治疗：Hoffman 和 David 等建议切除融合侧的人字缝以纠正畸形（图47），同时在截开骨缝的边缘包以硅胶薄膜，以防止骨缝的再次融合。

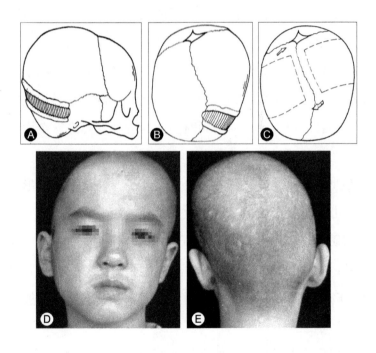

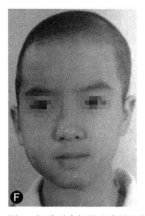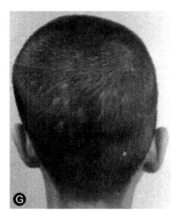

图 A、图 B：切除融合侧的人字缝以纠正畸形；图 C：设计示意图；图 D、图 E：后斜头畸形术前；图 F、图 G：术后

图 47 Hoffman，David 法

（图片来源：穆雄铮，王炜．儿童整形外科学．浙江．浙江科学技术出版社，2015.）

三角头：额部丰满及颞部扩大

50. 三角头畸形的手术治疗的指征

三角头畸形的手术治疗目的主要是改善颅面前额部的外形。有些学者关于减轻颅骨对额叶大脑压迫的观点似乎对临床上没有多大的指导意义，因而在手术前与患儿家属谈话中应明确这一点。手术年龄应以3岁以内为宜。

如果出生后即发现严重的或者明显的三角头畸形，为防止由于额骨畸形而可能发生的大脑额叶的压迫，可以在出生2个月以后就选择手术治疗。程度较轻的病例可在6个月至3岁选择手术整形。

51. 三角头畸形的手术方法

常用的手术方法为额骨瓣和额眶带前移重新额眶成形，这是法国 Marchac 医师（1978）介绍的一种额颅骨瓣和额眶带同时前移并做骨片成形的手术方法。先将额眶带截下，在两侧做柳枝状骨折塑形后前移固定，骨间隙植骨使得额眶带保持前移置位；然后将整块额骨前移固定在额眶带上，留下额顶部较大的空隙以允许额叶大脑充分的向前发育（图 48）。

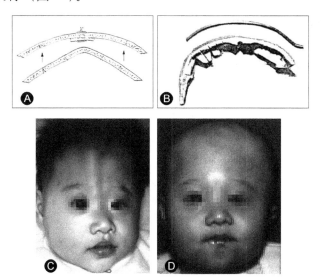

图 A：额眶骨带外展；图 B：在眶外侧颞侧塑形；图 C：患儿三角头术前；图 D：患儿三角头术后

图 48　三角头额眶骨带的塑形示意图

（图片来源：穆雄铮，王炜 . 儿童整形外科学 . 浙江 : 浙江科学技术出版社，2015.）

Posnick（1993）针对三角头同时伴有眶距过窄畸形，设计了在矫治三角头畸形的同时，改善眶距过窄和额部狭小的手术方法。该手术方法较为复杂（图49），骨膜下分离范围应包括两侧的整个眼眶周围以及上颌骨上份和颧骨、颧弓、鼻骨、筛骨等。裁骨后，额眶带中间分开，留下间隙以改善眶距过窄，将额眶带及截开的眶架前倾并外移后重新固定，双侧额部裁骨块也相应向两侧扩张后重新固定。此法的优点是手术不仅改造了畸形的额眶部，同时也使与三角头畸形有关的眶距过窄和额部狭窄同时得到改善，使术后效果更接近正常人。但由于手术方法较为繁复，应由操作熟练的手术医师主持，且术后可能发生额骨块吸收、脑脊液漏等并发症，应予注意。

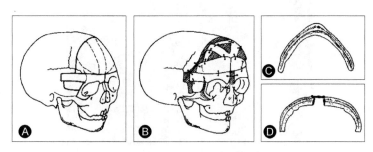

图49 Posnick 三角头和眼眶、颞部同时塑型手术

（图片来源：穆雄铮，王炜.儿童整形外科学.浙江:浙江科学技术出版社，2015.）

Giovanni Maltese 用弹簧延长器在矫正了三角头同时固定在两个眶骨之间，由弹簧的弹力延长眶距来矫正眶距过窄（图50）。

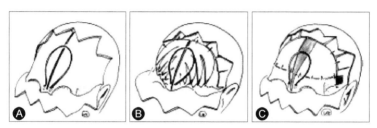

图50 Giovanni Maltese 弹簧扩张额部颅骨板法

（图片来源：穆雄铮，王炜.儿童整形外科学.浙江：浙江科学技术出版社，2015.）

Charles Davis 用弹簧延长器在矫正了三角头同时固定在两个眶骨之间，由弹簧的弹力牵拉鼻额缝来延长眶距以矫正眶距过窄（图51）。

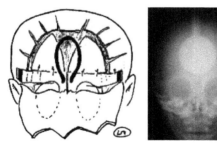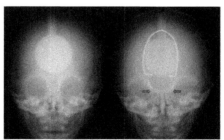

图51 Charles Davis 使用弹簧延长器

（图片来源：穆雄铮，王炜.儿童整形外科学.浙江：浙江科学技术出版社，2015.）

颅缝早闭症的围术期准备工作

"严于术前，精于术中，善于术后"是贯穿整个围术期的重要指导原则。为了兼顾颅缝早闭症患者术后美容和功能康复，在围术期必须评估儿科、颅面外科（整形外科）、神经科、精神心理科、麻醉科、遗传和社会方面等的相关问题。

52. 术前检查和照相、牙模准备

在医疗诊断技术迅猛发展的今天，笔者依然强调病史询问、系统回顾及体格检查是不可或缺的。Jeffrey Fearon 等在一项多中心前瞻性研究中发现，即便是在经验不同医师间（Ⅰ级证据），验证仅基于头颅体检的结果，即可得到很高的诊断准确率。为此，笔者提议在区域合作中可先行尝试"颅缝早闭症标准病例模板"，尽可能方便术中术后统计随访，以利于国内外交流。

在体检中应着重记录患儿头围、颅指数、咬合关系、呼吸道情况、角膜情况及体重（输血量换算）等。若有条件，可在计算机辅助下测得颅体积、前后颅窝体积及验证上述体检指标。尤其对于呼吸道评估有助于麻醉术中插管及术后预防窒息预案制定。

术前血型鉴定及心肝肾肺等功能指标需在正常范围，不再赘述。但笔者建议：用凝血功能全套（DIC全套）或血栓弹力图（TED）去代替传统凝血酶原时间（PT）及活化部分凝血活酶时间（APTT），这是因为DIC全套或TED含有更多参数信息去监测对比术中与术后患儿凝血系统变化，以利于选择止血药种类。另外，详细记录术前血红蛋白（Hb）亦很重要，与输血时机选择息息相关。

关于备血，笔者经验是：考虑让婴幼儿做眶额前移或额颅成形术，应备200～400ml全血或成分血；学龄期拟行中面部成骨牵引术，应备400～600ml全血或成分血；青春期或成人行Le Fort Ⅲ截骨前移术，应备1000～1200ml全血或成分血。

术前需做相关影像学检查，包括头颅 X 射线正、侧位片、头颅 X 射线定位片、全头颅 CT 平扫及三维重建 CT（3D-CT）。其争议焦点在于：3D-CT 对于常规 CT 是否具有优势；X 射线平片是否仍需要；婴幼儿是否必须行头颅 CT，是否具有潜在风险等。笔者认为，3D-CT 对于罕见、复杂及诊断不明确的病例具有明确优势，但需在明确诊断及降低射线量间取得平衡。3D-CT 可用于术前精确数字化测量、模拟及 3D 模型打印，以便指导术中截骨重建。建议 Dicom 3.0 保存的 CT 原始资料应由专人负责保管，并及时备份。

术前照片资料不可或缺，为降低人为误差及增加与术后的可比性，应由专人按标准定位原则负责拍摄及资料备份保管。

目前数码相机已经成为主流拍摄器材，应注意数码相机中变焦镜头的使用。拍摄距离不能太近，应在 1.5m 以上以免脸部变形。推荐使用 50mm 定焦镜的数码相机；若用变焦数码相机，建议使用 50～90mm 焦距镜头；若用简单卡片机，宜用 3 倍以上变焦段拍摄；如用手机拍摄，建议手机和患者保持 1.5m 左右的距离，然后变焦拍摄。

拍摄背景最好为单色布幕，或单色的墙面。建议在患者左、右和顶部各设置照明灯光，关闭相机的闪光灯进行拍摄。如果没有合适的照明灯光，可以借助正面直射的柔和自然光拍摄。相机自带的闪光灯在光线暗淡时可以使用，但应避免自带闪光灯拍摄后在头面部一侧的阴影，尤其是在畸形侧的阴影，可能混淆畸形的视觉表现。

颅面部照片通常采用6个位置拍摄：正位、45°抬头位、左45°斜侧位、左正侧位、右45°斜侧位，及右正侧位。对于一些较难配合的患儿，可以让家长用玩具或特殊器械吸引其注意力抓拍。

石膏牙模对颅缝早闭症Ⅱ期手术如Le Fort Ⅲ截骨前移术十分重要。术前可以将石膏上下牙模固定在牙咬合架上，在石膏模型上截骨模拟，然后根据模拟后正常咬合关系制作术后咬合牙垫，同时可用于术中校对咬合关系。建议术前及时告知患者及家属术后要行4～6周颌间结扎固定，目的是让其有心理准备，以期提高依从性。

53. 多学科联合诊治

以往各专科受限于人力、物力及财力，已成颅缝早闭症治疗和临床、科研、教学及管理之瓶颈。古训云："合则共赢，分则俱损"，"众人拾柴火焰高"。因而多学科联合诊治（multidisciplinary team，MDT）凸显其重要意义。

笔者认为多学科联合诊治对颅面外科手术的成功施行十分重要，也是整个围术期保障必不可少的要素。其优势体现为：MDT 是传统会诊制度进阶版，其会诊由各学科中具一定资质的相对固定人员参与。MDT 成员利用各专科的知识和经验，以患者疾病为主线，提供诊断、治疗和术后随访等意见和处置，既有颅缝早闭症所涉的广泛诊治面，又有有效、精确的治疗设计和手术干预，为相关学科认识疾病、解决相关形态和功能问题提供了资源整合、优势互补、集思广益的良好平台。

为了颅面部容貌和功能的全面康复，术前应做小结，用以回答来自儿科、外科、神经、心理、麻醉、遗传和社会方面多层次所提出的问题：如何全面理解畸形的内涵；影响颅面容貌的临床畸形或扭曲心理状态的亚临床畸形是什么；如何对功能障碍进行评估；如何发现复合畸形，如大脑功能异常、肢体功能异常；如何诊断畸形所属的综合征的类型。

多学科配合对颅面外科手术是必要的。

术前评估组：由整形外科（颅面外科）、神经内外科、儿科、眼科、耳鼻喉科、精神心理科、影像科（神经放射）、麻醉科、输血科、口腔颌面外科、正畸矫形科医师及遗传学家、心理学家和神经放射医师组成。

手术组：由整形外科（颅面外科）、神经外科、麻醉科和输血科、眼科、颌面外科、耳鼻喉科医师组成为主。

术后医疗组：由重症医学科（ICU）、整形外科（颅面外科）、神经外科、儿科、精神心理科、影像科（神经放射）、麻醉科、输血科及正畸矫形科医师组成为主。

作为辅助人员，摄影师、人类学家和医学插图画家的参与是必不可少的。

从以上布局可以发现术前成员范围已包括术中和术后，这与"严于术前"原则一致。因此，笔者认为MDT成员构成在术前评估时便已确立，其主要职责分述如下：

（1）与基础学者密切合作：对临床而言首先区分综合征型与非综合征型颅缝早闭症。

（2）颅面畸形的系统检查：首先，当门诊遇到新患者时，鉴别诊断尤为重要。笔者遇到过不少以"颅缝早闭"就诊，但与神经科和影像科医师讨论后确诊为脑小畸形的患者，此类患者行FOA或PD术后效果与术前家属期望值大相径庭，容易产生医患纠纷。以上例子只是"冰山一角"。当年轻医师发现诊断或分类不明确时，应及时向MDT中上级医师请示，切勿遗漏相关畸形。其次，要善于运用MDT资源去发现潜在畸形、复合畸形和畸形综合征。这就要求医师掌握颅缝早闭症各种临床类型的正确分类，除肉眼可见体表畸形外，更要发现潜在或复合畸形，必要时行诸如全身断层光密度分析、MRI、B 型超声、全身3D-CT 和染色体检查等补充性检查。若为新畸形综合征，应在 MDT 中及时讨论。应当注意，颅腔闭锁不全性畸形，特别是前颅窝闭锁不全性脑膨出和脊髓闭锁不全症，在颅缝早闭症中并不多见。但常见 Chiari 畸形可致小脑扁桃体嵌顿存在脑疝隐患，神经外科应当警惕。当合并颅面成骨不全时，MDT 中正畸矫形、口腔颌面外科医师协作必不可少。尤其对存在呼吸道障碍的患者，应做氧饱和度测定，因为其对术式选择、麻醉插管与术后呼吸道管理有参考价值。最后，笔者强调应该全面理解畸形内涵，包括影响容貌的颅面部畸形和扭曲心理状态亚临床畸形。除智力障碍外，笔者认为心理障碍和社会关系问题也应列为手术指征，及时发现复合畸形和畸形综合征。

（3）影像学方法灵活运用：神经放射学检查应体现个性化原则。平片和 3D-CT 等对大多数畸形形态学诊断十分有益。对三角头畸形和综合征型颅缝早闭症应作 MRI 检查。在后颅减压或重塑手术前，用 MRV 或 CTV 作颅内静脉回流检测，是必不可少的。

（4）制定合并脑积水处理方案：在"慢性颅内压增高"部分内容中笔者已表明没有一种颅缝早闭症可以完全避免

脑积水的风险，但通常综合征型颅缝早闭症更容易合并脑积水，而且较为严重。这时术者会面临棘手选择，即颅腔重建与分流术顺序如何确定？赞成先行重建者认为不管额角还是枕角穿刺，都会影响截骨及颅骨重新排列组合，笔者也碰到过1例。也有学者认为脑脊液为大脑向颅骨形成生长推力的重要传递介质，即术后"合理适当"略高于上限的颅内压力有助于防止颅缝闭合，保证大脑发育。反对方观点也很鲜明，颅高压是急症需先行处理，可行三脑室造瘘（endoscopic third ventriculostomy，ETV）避免上述问题，一举两得。结合以上两种观点笔者认为"急则治其标，缓则治其本"：若为急性颅高压有生命危险，推荐先行三脑室造瘘，对后续重建基本无影响；若非急性颅压增高，建议先行重建术，其本身可增加颅腔容积、缓解颅内压过高的症状。

（5）止血药与输血综合运用：MDT中应由麻醉科及输血科牵头制定围术期预案。众所周知，临床上，血库中的血液绝大多数时间是供应远小于需求。结合第16届国际颅面外科大会及个人经验，笔者认为应将止血药和输血结合使用，灵活交替。可采用以下方法：术前增加红细胞量(年龄<18ms，术前给予促红细胞生成素EPO 600 U/kg；术前21天、14天、7天)、调节凝血因子[年龄>18ms，给予抗纤维蛋白溶解氨甲环酸 5mg /(kg·h),同时监测 INR]、麻醉协助（扩容稀释，低压）、术中红细胞回收及降低输血阈值等。

(6) 对重要功能反应的评估：包括神经功能、精神心理状态、五官功能、颅内压及认知语言等大脑高级功能。颅内压不列为常规检测，但对某些中、重度颅缝早闭症，手术指征有疑问时，才进行颅压检测。应当注意几点：第一，怀疑颅高压时，禁忌施行诊断性腰椎穿刺术；第二，即使出现典型"头痛喷射性呕吐及视物模糊"三联征或 CT 提示侧脑室扩大，亦不能断定颅内高压。必要时请神经外科经侧脑室钻孔测压，可以安全而且准确诊断是否有颅内压增高。做眼科平衡测试时应考虑儿童年龄，因为婴幼儿视力测试缺少准确性，无实际应用价值。常用的耳鼻咽喉科检查方法，如嗅觉和听觉试验，同样只适于年长儿童，对幼小婴儿、儿童不能保证测试结果的准确性。精神心理科评估：儿童精神心理状态的评估准确性随儿童年龄增长而提高。婴幼儿精神状态评估重要性在于可用以正确评估其早期手术效果，棘手的是难以保证评估结果准确性。Brumer-Lesine 发育商数测试适于 2 ~ 2.5 岁儿童；Brumer-Lesine 补充测试适于 2.5 ~ 3 岁儿童；3 岁以上儿童采用新智力量表测试。对语言障碍儿童，适用 Wechster 儿童智力量表。总之，笔者认为对功能评估也应当遵循个性、实用、简单及有利原则。特别对那些不能完全配合的患儿，应当与家长一起集思广益，完成评估。

54. 术前麻醉科风险的评估

颅缝早闭症手术治疗的围术期，麻醉师责任重大，工作极具挑战。对体重不到 8kg 儿童，施行手术中的失血可能超过总血容量，若没有减少或补偿失血对策，后果可能是致命的。对美国标准协会（American Standards Association，ASA）Ⅰ级、一般情况良好的颅缝早闭症儿童，为矫形手术而承担失血和大量输血风险，是一个较难接受却无可回避的难题，这只有依靠麻醉师的才智、努力、专业对策、战胜困难的毅力与决心才能解决问题。对 ASA Ⅲ级或Ⅳ级，伴有颅高压、慢性缺氧和联合畸形患儿而言，手术危险更大，困难更多。要求 MDT 术中组，特别是神经外科、整复外科和麻醉师协作治疗，是必不可少的。

（1）手术危险评估：术前麻醉会诊要向家属交代的主要内容为：手术本身危险，主要是出血危险；与畸形相关危险，如插管困难可致喉头水肿或痉挛引发窒息；因配合手术需要临时动静脉导管插入的相关危险；输血危险；术后并发症；术后镇痛等。术前麻醉小结也列为术前准备内容之一，应作书面交代并签字。

（2）单纯型颅缝早闭症手术危险：出生几个月以内简单颅缝早闭症病婴，80% 不存在与原发病相关并发症。颅压正常，无神经和心理障碍，矫形是唯一手术指征。手术时机的争议焦点是如何权衡手术危险和颅面外形效果。主张出生 12 个月内早期手术的理由是：颅面外形效果好、颅骨切割易塑形、面部畸形轻、手术范围小和对婴儿不会产生心理影响。按 70 ～ 80ml/kg 测算，体重 6kg 儿童总血容量不会超过 800ml，手术失血量不会很多，最适于矫形手术。

笔者建议注意以下几点：首先，对 ASA I 级病婴，往往气管插管并无困难，但颅骨畸形术中头部固定有困难，会出现术中插管滑出的风险。其次，22 号静脉留置导管（需保证 40ml/M 输血沉置和 70ml/M 加压输血沉置）、中心静脉压和动脉导管插入，应选择适当内径，保证导管顺利插入。再次，有咽喉炎、耳炎和上呼吸道感染者，宜推迟手术。为排除出血性疾病，血液常规、凝血机制和血凝集试验不可或缺，必要时行骨髓穿刺。最后，笔者建议贫血者应接受术前为期 15 天的硫酸亚铁和叶酸治疗。

（3）综合征型颅缝早闭症手术危险：对大龄儿童，除颅面畸形外，应注意功能和心理障碍，并对家属尽早言明矫形手术不能改善颅缝早闭症所造成的功能性神经损害，沟通时注意方式、方法。有颅面发育不良畸形者，切勿遗漏其他联合畸形。虽然呼吸道畸形不会影响麻醉插管，但会影响呼吸功能，如在 Crouzon 或 Apert 综合征，27% 有轻度呼吸道阻塞，12.5% 为重度阻塞。后鼻孔狭窄和气管畸形会影响气道分泌物排出，导致肺部感染甚至呼吸功能衰竭，常需抗生素和气管扩张药物治疗。

重度 Crouzon、Pfeiffer 和 Apert 患者常合并重度颅高压，常需急诊手术减压，请参阅"制定合并脑积水处理方案"部分内容。另一棘手问题是慢性缺氧会影响生长发育，在测定颅压、颅灌注压和呼吸参数时发现，颅压升高和颅灌注压下降时常伴有阵发性睡眠血氧减低。笔者认为后鼻孔狭窄、中面部发育不良、气管环融合（如 Pfeiffer 综合征）和气管软化是导致慢性缺氧的主要因素。50% 慢性缺氧患者伴有阻塞性睡眠呼吸暂停综合征（Obstructive sleep apnea syndrome，OSAS），因此笔者建议术前行纤维支气管镜检查、24 小时血氧饱和度监测及排除其他联合畸形检查是必不可少的。对个别患者应测定后鼻孔内径和做扁桃体切除。慢性营养及生长发育不良是术后远期并发症之一。值得一提的是，无创性换气和正压自动换气是治疗慢性缺氧的新技术，其中 50% 手术病婴需留置长达数月的气管切开，缓解慢性缺氧。

（4）麻醉方法：颅压正常、体重≤15kg 的幼儿，常用氟氧蒸发罐、七氟烷蒸发罐做吸入诱导麻醉。大龄儿童做静脉内诱导麻醉后插管。置于马蹄形头垫内头颅呈前倾位、枕部手术时作前屈位。气管插管固定要可靠和牢固，因为消毒铺巾后导管深埋在无菌铺巾内，麻醉师无法再调整其位置。术中头位改变，由手术医师来操作。面部手术中，头位改变将重重牵拉气管插管，麻醉师务必时刻检查导管通畅。应采用 20 ～ 22 号静脉内置导管。1.5% ～ 2% 七氟烷足以完成一个不影响颅内压和外围血沉动力的稳定麻醉。笔者认为控制性低血压无助于减少术中失血，不适于儿童颅面部矫形手术，因为低压无助于减少静脉失血(颅面矫形术大都为静脉渗血)，而且其对儿童而言具有潜在危险性。

皮内注射 1 ：20 万肾上腺素溶液、双极电凝和切开后切缘头皮夹止血，可大大减少头皮切口出血。笔者强调儿童手术中，对于体重小、手术时间长（3 小时以上）以及失血多的患者，务必防止发生低体温。气压加热器保温效果好，有助于术中维持患儿正常体温。另外，心前区放置多普勒超声监护仪，有助于探测术中可能发生但难以预料的空气栓塞。

55. 术前抗生素和止血药的应用

对简单、不误入呼吸道及未损伤硬脑膜的矫形手术，可不必使用预防性抗生素。对复合联合畸形颅缝早闭症矫形手术，笔者建议在诱导麻醉前 30 分钟，做一次性 1 代或 2 代头孢类抗生素药物注射治疗。另外，笔者认为对于合并术中硬膜撕裂、筛窦或额窦开放、假体植入及面部截骨矫形手术中，术后 24 ～ 48 小时抗生素治疗是合理的。在抗生素选用上要考虑是否能通过血脑屏障、窦开放是否存在厌氧菌感染可能等因素，建议行血培养及引流物培养指导用药。最后，笔者要提醒年轻医师做好基本功，区分"时间依赖性"与"浓度依赖性"抗生素。

56. 自体血回输的选择

自体输血是指当患者需要输血时，输入患者自己预先储存的血液或失血回收血液。实际应用分为：回收式、预存式及急性稀释式。自体输血法通常用于一些外科手术：如脾破裂、异位妊娠后休克及体外循环心血管手术等。笔者认为在儿童颅面矫形手术中，自体输血法有许多技术困难，如采血量小（平均 50ml）、采血时间长（1 ～ 2 小时）、窦开放污染及难于应付突发性失血等。因而建议只有在条件成熟单位可采用自体血回输，特别对于稀有血型者。另外，笔者提醒对于术前贫血、凝血功能异常等儿童，禁用自体输血。

57. 术中出血量估算

颅缝早闭症矫形是大手术，术中术后出血是最大危险，从皮肤切开、骨膜分离到大范围颅骨切割都会造成不断失血。因此，对一个体重不到 10kg 的手术患儿，30 分钟之内，手术失血量就可能超过患儿总血容量，若不快速同步等量补偿性输血，后果往往是致命的。

（1）等量输血要求对失血做出评估：传统方法诸如敷料过磅、术中染血程度等对失血评估欠准确性，同时术中冲洗创口增加评估误差。创伤性血流动力学监测和反复血细胞比容测定可比较确切地评估手术失血。

以血细胞容积为单位，Kearney 公式：$VGEt = The \times 80ml/kg$ 可以算出不同手术过程中血细胞容积。在此，VGEt 为已测血细胞容积、The 为血细胞比容。按公式可算出下列可变数据：

VGP（丢失血细胞容积）=VGEt 血细胞比容变差

VGT（输入血细胞容积）=0.75 输入血细胞沉淀物

VGPt（丢失总血细胞容积）=VGP+VGT

VGPt/VGEt 为丢失已测总血细胞容积的百分比。

Kearney 公式，虽不够确切，但可以比较确切地计算出失血量，须在等容条件下测算。

按公式，本组颅缝早闭症手术中平均失血为（191±124）ml（VGPt）和 91%±66%（VGPt/VGEt）（表 4）。术中术后失血因不同类型颅缝早闭症而异（表 5）。单颅缝切除（轻型舟状头畸形）失血最少，额前移塑形术出血居次，额面一期前移术出血最多。

表 4　术中术后平均失血

	术中失血	术后失血	总失血
VGPt（ml）	191.5±124.6	52.75±80.3	240.7±146
VGP（ml）	183±136.5	90±83	118.2±86.1
VGPt/VGEt（%）	91±66	27.4±42.3	-32±42.2
VGP（ml）	61.5±41.8	-37.88±48	

注：VGEt：测定总血细胞容积。

（表格来源：Jeffery Fearon. 国际颅面外科年会交流论文集 . 2015.）

表 5　不同类型颅缝早闭症的失血率（占总血容量的 %）

颅狭类型	术中失血（%）	术后失血（%）	总丢血（%）
尖头畸形	99.1±22.9	-3.1±16.8	45.4±36.9

续表

颅狭类型	术中失血（%）	术后失血（%）	总丢血（%）
斜头畸形	59±37.4	27.7±41.7	86.7±56.2
三角头畸形	92.4±49.7	11.7±16.6	104.1±49.2
短头畸形	105.3±48.45	25.5±56.5	130.9±69.1
舟状头畸形	92.1±65.2	35.9±38.4	121.7±78.2
复合畸形	198.5±165	44.5±97.6	243.1±259.4

注：负值（－）指的是对失血的超额补偿。

（表格来源：Jeffery Fearon. 国际颅面外科年会交流论文集 . 2015.）

（2）输血策略和节约用血：以下现象应注意：切忌随便输血，以免导致输血感染危险。术前"预防性输血"更不可取。出多少血就输多少血原则不合理，因为大量输血可并发凝血异常将造成不可预知后果。因此，笔者建议"策略用血，势在必行"。其实，节约用血方法有许多，如血稀释法、自体输血法、控制低压法、纤维蛋白抗溶剂、促凝血剂及血管减压药等，效果虽然褒贬不一，但不失为节约用血"战略武器"。

血稀释法：适用于体重超过 25kg 的大龄儿童，采血后用大分子溶液或羟乙基淀粉溶液（30～40ml/kg）维持正常血容量，以保持血细胞比容在 26%～30% 为准。血红蛋白保持在 7.5～8g/dl。

控制低压法：不适于儿童，特别是婴幼儿童颅面矫形手术，参阅"术前麻醉科风险的评估"中"麻醉方法"部分。

药物止血：纤维蛋白抗溶剂、促溶血剂（适用于骨科手术）、后叶加压素、凝血因子Ⅶ（适用于有出血综合征患者）等。但凝血因子价格贵，疗效不确切，不适于颅面手术。

颅面矫形术平均输血量约占患者总血容量 20% ～ 50%。血稀释输血技术中，以维持血细胞比容为 20% ～ 30%、血红蛋白为 7.5 ～ 8 g/dl 为准。笔者认为这是两个对输血方法选择（策略）具有参考价值的数据。

58. 术后送特别监护（ICU）注意事项

出血易发生于术后 12 小时以内，但真正造成休克等血流动力学紊乱者不到 15%。出血量通常无法正确掌握，一方面因为补液等造成血液常被稀释（血细胞比容提示），另一方面头皮切口的失血量难以估计，故常常造成不必要超量输血，儿童越年轻容易输血越多。术中失血超过 100ml/kg 者或术后出血量大于全身血容量 50% 者较为罕见，皆提示凝血机制异常可能，应及时 MDT 会诊检查有无凝血功能异常。常见凝血异常有稀释性凝血病和稀释性血小板减少等，新鲜血浆、血小板及冷沉淀是有效治疗方法。

术后恢复期有采用维持麻醉、控制换气或者也有早期拔管，无证据表明这些措施与术后出血有关。额面联合前移和复合畸形矫治儿童中，术后 48 小时应保持呼吸机辅助换气，可采取"同步间隙指令通气十压务支持"模式。笔者认为如何选择拔管时机让患者恢复自动呼吸是个复杂问题，MDT 中 ICU 医师应与术者充分交流后发挥决定性作用，建议拔管后使用对乙酰氨基酚类镇静剂和非甾体类抗炎药帮助患者过渡。

术后禁食 24 小时，胃肠减压可防止误吸，尤其适用于中面部术后合并呼吸道肿胀者。拔管后，待呼吸功能稳定方可撤除胃管。应使用质子泵抑制剂及尽早恢复流质饮食以防止应激性溃疡发生，对于那些病史中提示饮食习惯不良或消化道疾病者更应尽早使用。

头皮血肿术后多见，常伴有低热，应注意血肿有时延伸到眼皮会引起家属不安，术前需告知会自行吸收消退。有报道称颅内硬膜外血肿影响大脑膨胀性推力，但极为罕见。面部宽骨架截骨前移造成呼吸腔道开放、怀疑有颅底硬膜破裂者，应作预防减压性腰椎脑脊液引流。

在复合畸形行颅面部整体前移矫形手术中，可出现类似大脑盐耗综合征（cerebral salt wasting syndrome, CSWS）、抗利尿激素异常分泌综合征（syndrome of inappropriate antidiuretic hormone，SIADH）等重症水、电解质紊乱现象，眶距增宽矫形术中丘脑垂体轴受压是可能发病原因。笔者提醒两者临床表现皆可为重症低症钠血，但治疗截然相反。总体原则应按 CSWS 补水、钠，按 SIADH 限水。

59. 术后并发症控制

综合征型颅缝早闭症手术治疗较为复杂，有些需行颅内外联合手术，死亡率 0.31% ～ 0.37%。常见原因为心血管异常、脑血管异常、脑水肿、颅内血肿及呼吸道阻塞。术后 24 小时内应尤其关注呼吸道情况，建议床旁备气切包，慎用镇静药。在颅内外联合进路截骨前移手术中，脑脊液鼻漏发生率 1.5% ～ 3.2%，Monobloc 术中易发生。术中应予大腿阔筋膜或颅骨膜及时修补筛骨及其黏膜，以将颅内外隔开。术后 0° ～ 30° 平卧位，禁堵塞鼻腔，防逆行颅内感染。其他可见并发症为感染、血清肿、视力受损及颅内血肿等。

笔者认为手术时间、方式（颅内或颅外）和年龄（越年幼感染危险越大）是感染发生的三大相关因素。颅缝早闭症手术总体感染率为 1.4% ～ 10.4%，复合型和综合征型感染率最高。Yeung 等列出血行感染相关因素为：手术时间、参加手术人数，是否张力缝合头皮以及监护日期长短，与笔者观点相同。最常见感染是皮下脓肿，虽无危险，但有诱发后期颅骨吸收的危险。其中 Wolfe 及 Tessier 报道过眶额带感染后形成脓肿及死骨。再骨化问题也需提醒读者，包括再骨化障碍或部分骨吸收，发生率为 5%。主要病因是感染，因为这些再骨化障碍都有头皮下血肿病史。笔者认为血肿引流、抗生素冲洗是防止后期再骨化障碍发生的重要措施。

另外，术后相关眼眶并发症不多，发生率为 1% ～ 2%，斜头畸形术后并发症并不高于其他畸形。目前国内外对并发症防治总原则基本统一，即严于术前，精于术中，善于术后。

60. 术后随访

值得一提的是，笔者认为患者依从性好坏应当体现在术后，尤其出院后。由于绝大多数患者都未满 18 岁，如何提高其监护人对出院后各项医嘱（包括按时随访）的执行力度，是摆在 MDT 面前的棘手问题之一。

笔者建议：要求家属携患儿定期随访，以利于发现问题并及时予以解决。通常手术后3～6个月为首次随访，其后可以每1～2年定期随访。应和患儿家属保持定期联系，对不在预约随访期中出现的情况可以及时沟通和反馈，并及时得到医师的建议。随访内容包括手术后的注意事项，以及小儿护理、精神状态、行为举止、饮食、体育活动的频率和强度等的建议和反馈。定期随访最好以面诊、照相和影像学检查为宜，以观察手术后是否有复发、内固定是否稳定、植入材料是否有排异等。

值得一提的是，在医患双方共同允许或协议下可充分利用"微信"等功能强大的社交软件，可节省不少人力、物力及财力，但要注意保护患者隐私。

61. 二期手术必要性

患儿手术通常在较早进行，手术目的是为了改善颅面部畸形和提供大脑组织发育的颅盖空间。但是每个患者的畸形不尽相同，其对颅面部骨骼的发育影响也有差异，因而无法"毕其功于一役"。随着孩子生长发育，颅面骨骼是否随手术干预而向正常颜面结构发展，目前尚无法完全预测。

对颅缝早闭症手术治疗效果，目前来看大部分能够改善症状、有利于颅面骨骼结构向正常发展。对单纯型的颅缝早闭症，其手术效果大多能够长期维持，但对综合征型颅缝早闭症，手术效果维持不尽理想，大多需要在生长发育后期施行二期手术甚至多期手术。

如何进一步提高治疗效果、减少二期手术干预是今后对颅面外科医师的重要挑战。

颅面手术关键问题及疗效评估

62. 术中神经外科问题

颅面手术要求在整个颅骨作大范围的暴露切割，需要打开颅腔，因而需要神经外科医师帮助对脑组织做有效的保护。其手术难度在婴儿时期很大。

63. 颅骨板的切割制备

被选用的骨板，多数位居颅中线，跨越矢状静脉窦和硬膜，要游离硬膜，保护静脉窦，要环钻许多颅孔。为了不损害骨板的形态，颅孔的位置和数目应精心挑选。与静脉窦有粘连硬膜的分离，应格外小心，尽量回避。

64. 婴儿手术问题

前囟与硬膜连为一体，这是小儿神经外科列为常规的手术禁区。在颅缝早闭症，前囟常常异位，舟状头畸形的前囟严重不对称；Apert 综合征中的额缝异常开放。即使在并无早闭、保持功能性开放的颅缝处，由于粘连，剥离硬膜也很困难。

全颅缝早闭系尚未定型颅缝早闭症中的一个病理类型，其颅骨内板的大脑指压切迹，把颅壁压成纸样细薄的同时，在颅内壁形成钟乳石状骨棘，深深刺进硬膜，剥离时容易撕裂。

65. 硬膜和静脉窦

要注意的是，上矢状窦并不严格定位于中线，在舟状头畸形中可以旁开错位。横窦位置永远是不对称的。在后颅畸形重建手术前，应考虑通过分层光密度计或磁共振进行颅内血管造影检查。

66. 硬膜悬吊

因为额带前移术后与脑膜之间有一长达 1 ~ 2cm 的无

效腔，就无法用硬膜悬吊于骨板的方法来消灭无效腔以防止术后硬脑外积血。所幸运的是，无效腔积血是罕见的并发症。

67. 智力应答

术后智力的改变有赖于术前患儿的智力水准，手术愈早，智力恢复愈佳。手术前后智商比较证明，对智力低落的儿童，手术无助于改善智商。换句话说，从颅缝早闭症功能障碍的角度而言，手术只能防止因颅腔狭小所致功能问题不致进一步恶化，但无改善功能障碍的效应。术前智力测验有助于正确检测手术后智能恢复的可能性。但最新研究证明手术或有助于改善智力发育。

68. 手术效果评价

颅部前额的重新成形手术治疗颅缝早闭症的效果，须从功能和形态两方面来进行评价。

（1）功能性效果评价：基于是否发生神经性症状，如阵发性抽搐、头痛、视力障碍以及智力水平如何等。虽然在小儿患者上很难评出智商，但心理学家已研创了一系列有效的测验，其结果显示：① 在婴儿期进行手术的患儿，其智商常高于晚期手术的儿童；② 如同时并发有其他畸形，则手术预后往往较差；③ 进行全颅骨手术后，二期复发的机会较少。

（2）形态效果的评价：依据整形外科医师对所有整形手术的外观效果评价。应在 50 cm 距离外进行观察（正常谈话距离）患儿，并在一般日间光线下进行。如有可能最好有一位并非医师的第三者在场，如他并不知道患儿过去的情况则更佳。

（3）评价标准分级

优：无不正常情况存在，未见畸形，无瘢痕形成；

良：有畸形或瘢痕，较显著的存在某些问题，或仍有修整必要；

差：存在显著畸形，须考虑再次手术矫正。

理想的评价应由旁人来进行，而并非由医师本人。医师的评价要求可能较一般人的要求更高，这或者是由于从医师角度出发，更容易发现一些较小的不完美情况。评价的主要依据是手术治疗区域，而并不考虑未手术的正常区域。例如在 Crouzon 综合征中，如曾做过前额部手术，仅评价前额部位，而并不同时评价仍然存在凹陷的中面部。因为这部分须继续进行手术。

适应证方面看，手术对于许多存在明显畸形、并有

（或可能具有）大脑及受压迫危险的病例当然十分必要；但对一些轻度畸形患者是否应采取手术治疗，仍应慎重考虑。进行前额和颅部的重新成形手术是目前采用的主要手术方法，无疑这个手术优于单纯颅骨切开术。但对于畸形并不严重、功能影响并不太明显者，则是否进行手术治疗，应按照在功能基础上的衡量进行抉择：放射影像资料中是否显示颅骨有受压、眼底检查是否有视力障碍、是否有颅压增高、颅腔体积是否减少（可用 CT 资料进行计算）。在可疑病例中，还必须进行更多的比较性研究以决定它是否可以替代颅内压直接测定。如颅压增加，应立即进行手术；如颅压正常，并无功能问题，则应征求家属意见以决定是否愿意接受手术。但必须给予说明，如延后进行手术，则手术将更为困难，而且手术的最后效果亦不如在婴儿期进行为佳。

（4）适应证的选择：通常手术适应证为：短头畸形可在 2～3 个月、体重 5kg 时进行，可采用浮动前额骨瓣前移手术；对于其他颅缝早闭症，手术适宜在 6～8 个月进行，通常应在婴儿 12 个月以前。

前额部的重新成形原则，应考虑如下内容：在三角头和短头畸形手术时，应更牢固的进行固定；切口应在冠状缝前切开，愈前方愈好；颞部的形态必须细心地予以重

建，在前额上方常需安置一块植骨片；在骨切开线后方的
颅骨畸形，可在它的边缘上做垂直切开，形成柳枝骨折予
以矫正，余下的颅骨缺陷可在劈开颅骨后的外层骨板，或
用混有骨胶的骨条片予以修补。

69. 患方疗效汇报

患方疗效汇报（Patient-reported outcome，PRO）主要
通过心理量表对患者进行生活质量的评估，旨在直接从患
者处获得信息以供医师查明患者疾病的症状严重程度及其
对患者功能状态和健康相关生活质量的影响，对量表质量
有较高的要求。通过患方疗效评估，医疗行为的中心得以
由疾病转移到患者，而这正是整形外科迫切追求的目标。
整形外科 PRO 的开展既有其独特的价值，也存在问题和挑
战。患方疗效评估旨在直接从患者处获得信息以供医师查
明患者疾病的症状程度以及其对患者功能状态和健康相关
生活质量的影响。尽管这些信息具有较强的主观性，但仍
可以通过优化量表进行定量分析，并在不同的临床情景下
检验其可靠程度，客观反映临床医疗行为的结果。

以往整形外科患者术后结局的评估主要通过医师围绕
统计并发症、照片美观程度进行分析。PRO 的兴起给整

形外科医师又带来了一种评估患者结局的手段。量化的评价指标对于医师理解患者的状态和需求、监测干预的效果能够带来极大的帮助，并能够为临床研究提供数据。无论是在疾病 - 患者层面、患者 - 医生层面还是医疗 - 社会层面，PRO 都能起到积极的作用。多数整形外科医疗行为的最终目的是提高患者的社会生存、改善其心理状态和生活质量。医师通过 PRO 可以获得这方面的一手资料。 PRO 亦能促进医师和患者间的信息交流，让医师理解患者的需求，减轻患者的焦虑。双方共同协作，更好地做出医疗决策。与医师疗效汇报相比，PRO 可以达到更高的依从性和采样率；作医师疗效汇报时医师需要向每个患者进行测试，需要大量额外投入；而作患方疗效汇报时，每个患者只需一次完成一套问卷，确保了依从性，同时减少了观察者偏倚。

（1）患方疗效汇报量表的制定：要想直接通过量表手段评估患者的生活质量，量表需具备一定的效度和可信度等特点。广义上说，任何涉及患者主观感受的问答都属于 PRO 的范畴，哪怕仅仅是一项健康状况的评分。许多整形医疗机构也有对患者进行满意度调查和病情随访的传统，但往往用的是自主开发的问卷，未进行效用和可信度的检验，不一定能够真实反映疾病的特点，不能够全面评估患者的生活质量，也难以作为循证医学证据推广应用到整个群体，亦不能与其他机构、其他疾病或其他治疗方法进行横向比较。因此，为了能够应用到整个群体，可以通过人群测试和患者访谈验证量表的内容效度、结构效度、收敛效度和区别效度，以及内部一致性和重测信度，使量表具有良好的信效度。有学者认为，对于最简单的心理量表，至少需要每组 200 例的样本量，亦有人推荐在至少 100 ～ 250 样本量的基础上，2 ～ 20 的测试对象 - 项目比（subject-item ratio）才能达到理想的测试效果。

患方疗效汇报量表主要可以分为三类：第一类是生活质量通用量表，注重患者在身体、心理、社会三方面的总体表现，如 EQ-5D 量表、健康相关生活质量量表等。第二类是疾病特异量表，注重某种疾病相关的生活质量，如眼睑成形效果评估量表。第三类量表涵盖疾病特异和总体生活质量的综合评估，如用于乳房手术前后评估的 BREAST-Q 量表。通用量表可以同步评价不同病种对个体的影响程度，但缺乏疾病特异性，敏感性也较差。疾病特异性量表和综合量表更能有效反映患者的状态，但仅限于对某一类病种内部的比较。故目前对于生活质量的研究，多采用通用量表结合疾病特异量表的方法，在全面评估患者的同时获取跨专科或跨病种的统一量化资料。

在颅缝早闭患者，除了对患者进行一般的生活质量和心理状态评估（如焦虑、抑郁症状评估）以外，患者生活受其容貌的影响程度可以通过德里福德外表量表 DAS-59 得到评估。

患方疗效汇报测量（patient-reported outcome measurement, PROM）均应使用自评量表，这些量表语言应通俗易懂，适合各种文化层次的人群，并能直接反映患者对自身生活质量的评价。此外，量表要尽量简短，以提高患者的依从性，减轻临床工作负担。美国 FDA 对于 PROM 的开发有固定的流程要求，整形外科临床的 PROM 开发过程（图52）既要参考 FDA 的 PROM 开发指南，也要结合整形外科的实际需求。

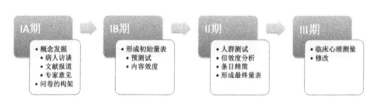

图 52　量表开发的一般过程

WHO 早在 1948 年成立之初的《世界卫生组织宪章》中就指出"健康不仅是没有疾病和不虚弱，而且是身体、心理、社会功能三方面的完好状态"。整形外科在日常工作中必须同时重视这三个方面，不论身体上的缺陷程度如何，渴望保持心理和社会功能状态或克服自身心理和社会功能的障碍常常是整形外科患者前来就诊的主要深层动机。因此，患者对躯体变化的满意度取决于其心理状态、社会功能的维持和提升，这也是衡量整形外科手术成功与否的一大关键。

外表是人们被外界评价的一个方面，外表的不正常、缺陷、畸形会给人带来心理上和社会上的负面影响，如过大的压力、羞愧、焦虑、社交退缩和回避。然而同样程度的外表缺陷，由于个体的自我认知、文化背景不同，而对不同的个体产生不尽相同的影响。反之，外表的改变同样会对患者产生不同程度的心理影响。已有大量文献报道隆乳手术患者术后发生自杀的概率明显升高，由此可见成功的手术并不一定会给患者的生活质量带来积极地提升。

对于颅缝早闭及其他颅面畸形的患者，在手术前后随着症状加重或改善的程度、年龄的增长以及社会角色的变化，容貌对其生活质量的影响也将随之改变。对此类患者进行 PRO 随访，可以直观追踪患者的生活质量在多个维度上的随时间的变化，反映术前病情的进展和术后治疗的效果。

以往整形外科患者术后结局的评估主要通过医师围绕统计并发症、照片美观程度进行分析。PRO 的兴起给整形外科医师又带来了一种评估患者结局的手段。量化的评价指标对于医师理解患者的状态和需求、监测干预的效果能够带来极大的帮助，并能够为临床研究提供数据。无论是在疾病 - 患者层面、患者 - 医师层面还是医疗 - 社会层面，PRO 都能起到积极的作用（表6）。

表6　PROM 的特点

效度	效度（Validity）即有效性，它是指测量工具或手段能够准确测出所需测量的事物的程度。在 PROM 的开发和测试中常需证实的效度有如下几类
内容效度	测试项目如实反映所需测量的内容
结构效度	一个测验实际测到所要测量的理论结构和特质的程度
效标效度	测验目标量表和"金标准"量表的一致性
会聚效度	目标量表与测量相关指标的测量结果的相关性
区分效度	目标量表与测量不同指标的测量结果的不相关性
信度	测验结果的一致性、稳定性及可靠性
内部一致性	通过计算克伦巴赫 α 系数估计，当克伦巴赫 α 系数 ≥ 0.7 时认为量表可以用于研究，克伦巴赫 α 系数 ≥ 0.9 可用于临床
重测信度	在不同时间对同一对象进行相同测试，反映随机误差的影响
其他	语言通俗易懂，简单清晰，量表精简短小

（2）PRO 的开展：临床医师的日常工作已然繁重，在中国当下的医疗环境更是如此。增加 PRO 检测项目和数据分析无疑给烦琐的临床工作"雪上加霜"。怎样提高临床工

作者协调患者参与 PRO 的积极性是广泛开展 PRO 的一大难题。如何提高数据收集的效率和数据的有效性，事半功倍地达到目的，减轻临床工作负担应该是 PRO 开展中应该常常审视的问题。

（3）PROM 的开发和选择：国外 PRO 研究开展较早，20 世纪 70 年代开始就陆续有生活质量相关量表的开发，例如诺丁汉健康调查表（NHP）、疾病影响调查表（SIP）、36 项健康调查简表（SF-36）等通用量表。2002 年在 Mapi 科研基金会资助下建立了 PROQOLID 数据库，迄今收录了来自全球各国包括患者报告结局量表、医师报告结局量表和观察者报告结局量表在内的 3300 余个高质量的结局报告量表，并协调量表的翻译工作。

现阶段我国临床研究使用的高质量 PRO 量表主要直接翻译自国外或经过翻译后加以修订。其中部分直接翻译后便在研究中开展使用，如癫痫患者生活质量量表 -31（QOLIE-31），部分经过小样本人群中测试，如明尼苏达心力衰竭生活质量调查表（LiHFe），经过大样本量检测的中文版 PROM 有匹兹堡睡眠指数、阿尔茨海默病生命质量测评量表（QOL-AD）、艾滋病患者生存质量量表（MOS-HIV）简体中文版等。整形外科使用自主开发问卷较多，普遍存在开发过程样本量少，后续考评少等问题，难以获得国内外的广泛认可。

对外貌异于常人的颅缝早闭患者，德里福德外表量表 DAS-59 及 DAS-24 的中文版正在进行测试，有望在不久的将来应用于临床患者的评估。

（4）PROM 的效度：PRO 能否真实反映患者的状况，在患者方面，取决于患者的合作性、完成问卷时的专注度、患者的受教育程度和文化背景；在医师方面取决于问卷设计上能否涉及患者最受困扰的项目以达到最佳的敏感度、能否适合各种背景和教育程度的患者群体、能否进一步精简目前使用的 PRO。这就需要研究人员经常对 PROM 进行分析和改良。进行 PROM 的时机也值得商榷，尤其对于药物疗程中以及术后患者，治疗的效果常常要经过一定时间后才能完全体现，但时间太长会因混杂因素过多，难以将获益与否完全归因于治疗本身。

（5）数据收集：目前 PROM 结果的回收与一般问卷一样有多种方法，但是 PROM 面对的人群较为复杂，并没有哪种方法合适所有的情况，提供多种方式的问卷方可将患者招募和问卷回收率最大化。英国 NHS 通过信件和因特网问卷两种方法对髋关节置换术后患者随访 PRO，发现信件问卷回收率（92%）明显高于网络投放的问卷（49%）。这与患者人群年龄和他们惯用的通信方式不无联系。2012 年李娜基于从辉瑞公司临床试验数据库中提取的真实患者数据，以依从性指数和完整性评估电子化 PRO 和传统纸质 PRO 发现在 PRO 测量工具使用频率高时、男性患者相对较多时、患者年龄较大时、白人较黑人和亚洲人多时，基于网络的 PRO 更有优势；此外，电子化 PRO 可以设置不允许跳过问题，保证问卷的完整性。患者主动完成 PRO 也有赖于其对疾病的重视程度、对临床工作的理解和配合，良好的医患关系基础将极大提高患者的依从性。此外，如果在回收过程中保证患者的隐私，采取盲法以及一些合理的警报措施，可能提高数据的真实性，同时保证临床医师及时发现异常。

（6）结果分析：对 PRO 的结果分析也是值得注意的问题。虽然 PRO 产生了量化数据，但大多数情况下并不能规定干预的临界值。单独考虑 PRO 并不能直接发现哪些患者不能从治疗中获益。NHS 获得的 PRO 数据曾发现每年有 20 000 例腹股沟疝手术和静脉曲张手术以及 16 000 例关节置换术没有给患者带来益处，分析这项数据时如果仅考虑 PRO 就否认手术的有效性显然是错误的，此时 PRO 已经不仅仅是作为临床结果，而是找到适合手术的人群特点的一项手段。

此外，不同的医疗机构可能采用不同的 PROM。要想

将不同机构的数据进行整合或比较，方法有二：一是证明
两种方法的可比性。2004 年末美国国立卫生研究院（Nation
Institution of Health）与美国多家学术医疗机构合作建立
了 PRO 测 量 信 息 系 统 （The Patient-Reported Outcomes
Measurement Information System，PROMIS），用于研发评
价一套公开的、有效的、弹性的 PRO 测量工具以供临床研
究使用。目前 PROMIS 采用一套具有 11 个模块的量表，
平均每个模块含有 5 个问题。所有的问题均不涉及疾病和
治疗的特殊细节，而注重症状和功能障碍的严重程度，适
用于患者或健康人群，目前在美国的部分区域试点用于多
种慢性病的管理。PROMIS 采用一套单独开发的量表，开
发过程证明在类风湿性关节炎、抑郁症、背痛、癌症、心
力衰竭和慢性阻塞性肺病领域，PROMIS 量表和经典量表
具有一致性，其他量表也可以与 PROMIS 量表或经典量表
进行比较转换。二是在不同机构启动数据计划之前就决定
使用统一的量表。

（7）罕见病的 PRO：在整形外科领域，许多先天畸
形类的疾病并不常见。对于这类罕见病，疾病特异的量表
开发存在难以检测信效度的问题。同时罕见病的个体差异
可能较大，数据库的建立和数据收集可能在短时间内难以
应用在特定的病例中。但如果在全球范围内对罕见病进行

PRO，无疑可以促进资料的整合和经验的分享。对于患者个体来说，PRO 在追踪疾病的发展过程、治疗效果方面仍有不可替代的作用。

中国有句俗语，"于细微处见精神"，人生意义的实现追究到底都是需要通过一定的运动来实现。能够自如完成自己想要完成的事情、获得自己想要的物质需求和精神需求，就是优质生活质量的最终体现。医疗在很大程度上来说，就是为了还原、保持或提升人们去追求自己人生目标的能力。对这种能力的直观评估可以通过患者报告结局量表进行。评估的过程可以更好地让患者积极参与疾病管理，所获得的数据可用于指导临床疗效的评估、治疗方法的筛选、卫生政策制定，最终促进医学发展。在整形外科领域，对心理和社会功能的注重使 PRO 显得尤为重要，选用或开发合适的量表，有效采集临床资料并对结果进行正确分析，是一个值得继续探讨的话题。

和颅缝早闭症无关的头颅畸形

有些颅面畸形和颅缝早闭症没有关联，但临床可能会表现出一些相似的头颅或颜面畸形，如体位性头颅畸形、脑积水后头颅畸形、继发性脑小畸形等。

70. 体位性头颅畸形

体位性头颅畸形表现为单侧或双侧的顶枕颅骨扁平。其特点是发病率很低，由人字缝早闭所造成的头颅畸形只限于枕骨的扁平。体位畸形指的是出生前和出生后头颅因局部承受外力压迫所造成的暂时可逆性的颅骨扁平畸形。与人字缝早闭症产生的枕骨扁平畸形相比，体位性顶枕骨扁平程度较轻，有同侧额部凸出，使人感到体位性扁平的半个颅盖整体凸向前方，而人字缝早闭的额部凸出和扁平枕骨的对侧相邻。体位性斜头畸形的扁平侧耳朵向前移位，而人字缝早闭症的扁平侧耳朵却移向后方。

用保守的方法可以纠正婴儿的体位性斜头畸形，即在病侧背部放一靠垫，使 2/3 背部倾斜到健侧，使扁头脱离接触性压迫以便纠正婴儿体位性斜头畸形，体位性扁平有望消失，或至少在很大程度上得到改善。

另外，校正不良体位还可以选择的方法是，睡醒时让婴儿取卧位，把灯光、玩具放在扁头的对侧以鼓励婴儿把头转向健侧。如果伴有先天性斜颈畸形务必及早物理治疗，切勿耽误，因为在出生 6 个月以内疗效最佳，以后疗效逐渐降低，16 个月以后就很少有疗效。

对个别重症体位性斜头或扁头畸形，严重影响外形者，可考虑在出生后 15~18 个月，接受矫正手术。手术区域内有颅骨静脉窦，应注意手术范围内的重要结构，且手术创伤很大，务必严格掌握手术指征。可以采用矫形头盔的保守治疗方法，但是其效果并不比切实可行的体位改变法明显多少。

71. 继发性颅缝早闭症

如前额狭隘和额嵴发育不良畸形，在婴儿早期的颅骨上可以见到颅缝，但由于大脑停止发育生长，其临床表现和三角头畸形中相似，颅缝慢慢地发生骨性融合。CT 和磁共振检查可见到颅骨和大脑的解剖学损害。

脑积水分流术后由于大脑发育不良，可出现颅缝慢慢骨性融合的类似现象。继发性颅缝早闭症并无明显的临床体征，往往依据颅骨 X 射线片做出颅缝早闭症的临床诊断，这种误诊只有当发生脑室分流后综合征时才被纠正。在某些接受早期脑室分流的患者，特别是早产儿，可出现和舟状头相似的重症颅脑畸形。

72. 脑积水后头颅畸形

患儿如果因为一些疾病发生脑积水，其后遗症可以表现为头颅过大等畸形，这是因为任何引起脑脊液分泌过多、循环通路受阻、吸收障碍的病变均可引起脑积水、脑室扩大，进而在幼儿早期颅骨缝尚未闭合前将颅骨撑大。

临床上可以表现为：婴儿出生后数周或数月内头颅进行性增大，前囟扩大和膨隆；头颅与脸面不相称，头大面小，前额突出，下颌尖细，颅骨菲薄，同时还伴有浅静脉怒张，头皮有光泽。前囟扩大、张力增高，有呕吐、抓头、摇头、哭叫等，严重时可出现嗜睡或昏睡。进行头部叩诊时（尤其在额颞顶叶交界处），其声如叩破罐或熟透的西瓜。如脑积水压迫中脑顶盖部或由于脑干的轴性移位，产生类似帕里诺眼肌麻痹综合征，即上凝视麻痹，使婴儿的眼球不能上视，出现所谓的"落日目"征。重度脑积水若脑组织（皮质、白质）厚度不足 25px 时，用强光直接接触头皮，透照明亮，称为头颅透照阳性。

患儿除了头颅均匀变大外，常常表现为呕吐、抽搐、斜视，眼球震颤，语言障碍，肢体瘫痪，共济失调，行走困难和智力发育不全等症状，鉴别诊断较为容易。

其治疗当以解除病因为主。头颅膨大畸形可以等伴发症状缓解以后 2 ～ 3 年，或等患儿长大以后考虑。

73. 头小畸形

头小畸形又称小头畸形，可分为真性头小畸形及相对头小畸形。真性头小畸形病因多样，可由常染色体突变、母体妊娠早期受放射线照射或宫内感染而引起。其颅内脑回过小或无脑回，脑发育明显延缓，常在胎儿 3 ～ 5 个月即停止进展。

　　患者表现为头顶部小而尖、额部扁平、头围小，最大不超过43cm，最小可在25cm以下，脑重量在900g以下，额与枕部常平坦，前囟闭合早，骨缝全部或部分闭合。同时身体发育、语言及行为发育障碍。

　　相对头小畸形也称假性头小畸形是由于炎症、脑血管损伤而引起的脑损伤和脑萎缩，头围减小的程度比真性小头畸形稍轻。

　　真性头小畸形由于脑发育不良，手术扩大颅腔对脑发育无益，因此不建议施行手术。

参考文献

1. 穆雄铮，王炜. 儿童整形外科学. 浙江：浙江科学技术出版社，2015.

2.Morriss-Kay GM， Wilkie AO.Growth of the normal skull vault and its alteration in craniosynostosis：insights from human genetics and experimental studies.J Anat，2005，207（5）：637-653.

3. Dwivedi PP， Lam N， Powell BC.Boning up on glypicans--opportunities for new insights into bone biology.Cell Biochem Funct，2013，31（2）：91-114.

4.Davy A， Bush JO， Soriano P. Inhibition of gap junction communication at ectopic Eph/ephrin boundaries underlies craniofrontonasal syndrome. PloS Biol，2006，4（10）：e315.

5.Pennisi E.the CRISPR craze.Science，2013，341（6148）：833-836.

6.Pauwels K， Podevin N， Breyer D， et al. Engineering nucleases for gene targeting: safety and regulatory considerations. N Biotechnol, 2014, 31（1）：18-27.

7.Wang H, Yang H, Shivalila CS, et al.One-step generation of mice carrying mutations in multiple genes by CRISPR/Cas-mediated genome engineering.Cell, 2013, 153（4）：910-918.

8.Gilbert LA, Larson MH, Morsut L, et al. CRISPR-mediated modular RNA-guided regulation of transcription in eukaryotes. Cell, 2013, 154（2）：442-451.

9.Kenneth E , Salyer. Salyer and Bardach's Atlas of Craniofacial & Cleft Surgery, Volume 1:craniofacial surgery. Lippincott Williams & Wilkins, 1999.

10.Unified nomenclature for Eph family receptors and their ligands, the ephrins.Eph Nomenclature Committee. Cell, 1997, 90（3）：403-404.

11.Himanen JP, Henkemeyer M , Nikolov DB.Crystal structure of the ligand-binding domain of the recept or tyrosine kinase EphB2 .Nature , 1998 , 396（6710）：486-491.

12.Hock B, Böhme B, Karn T, et al. PDZ-domain-mediated interaction of the Eph-related receptor tyrosine kinase EphB3 and the ras-binding protein AF6 depends on the kinase activity of the receptor. Proc Natl Acad Sci USA , 1998 , 95（17）：9779-9784.

13.Pasquale EB. Eph receptor signalling casts a wide net on cell behaviour. Nat Rev Mol Cell Biol, 2005, 6（6）：462-475.

14.Edwards CM, Mundy GR. Eph receptors and ephrin signaling pathways: a role in bone homeostasis. Int J Med Sci, 2008, 5（5）：263-

272.

15.Arvanitis D, Davy A. Eph/ephrin signaling: networks. Genes Dev, 2008, 22 (4): 416-429.

16.Arvanitis DN, Behar A, Drougard A, et al. Cortical abnormalities and non-spatial learning deficits in a mouse model of CranioFrontoNasal syndrome. PLoS One, 2014, 9 (2): e88325.

17.Davy A, Bush JO, Soriano P. Inhibition of gap junctioncommunication at ectopic Eph/ephrin boundaries underliescraniofrontonasal syndrome. PloS Biol, 2006, 4 (10): e315.

18.Wieacker P, Wieland I. Clinical and genetic aspects of craniofrontonasal syndrome: towards resolving a genetic paradox. Mol Genet Metab, 2005, 86 (1-2): 110-116.

19.Twigg SR, Babbs C, van den Elzen ME, et al.Cellular interference in craniofrontonasal syndrome: males mosaic for mutations in the X-linked EFNB1 gene are more severely affected than true hemizygotes. Hum Mol Genet, 2013, 22 (8): 1654-1662.

20.Ge M, Ke R, Cai T, et al. Identification and proteomic analysis of osteoblast-derived exosomes. Biochem Biophys Res Commun, 2015, 467 (1): 27-32.

21. Shen W, Cui J, Chen J, et al. Repair lower face defect with an expanded flap from submental and submandibular region in children. J Craniofac Surg, 2015, 26 (2): 333-335.

22.Yang J, Lei J, Wu Y, et al.Skeleton first in surgical treatment of facial disharmony.J Craniofac Surg, 2015, 26 (2): 336-339.

23. Nan B，Bo Y，Yun-Hai S，et al. Extensive cranioplasty for sagittal synostosis in young children by preserving cranial bone flaps adhered to thedura mater.J Craniofac Surg，2015，26（2）：368-372.

24. Shen W，Cui J，Chen J，et al. Treatment of orbital hypertelorism using inverted U-shaped osteotomy. J Craniofac Surg，2015，26（2）：415-417.

25. Shen W，Cui J，Chen J，et al.Molding of top skull in the treatment of apert syndrome. J Craniofac Surg，2015，26（2）：516-517.

26. Shen W，Cui J，Chen J，et al.Correction of craniosynostosis using modified spring-assisted surgery. J Craniofac Surg，2015，26（2）：522-525.

27. Ke R，Lei J，Ge M，et al.Severe meningeal calcification in a Crouzon patient carrying a mutant C342W FGFR2. J Craniofac Surg，2015，26（2）：557-559.

28. Ke R，Yang X，Tianyi C，et al. The C342R mutation in FGFR2 causes Crouzon syndrome with elbow deformity. J Craniofac Surg，2015，26（2）：584-586.

29. Ke R，Yang X，Ge M，et al. S267P mutation in FGFR2: First Report in a patient with Crouzon syndrome. J Craniofac Surg，2015，26（2）：592-594.

30. KE Salyer. Craniofacial surgery. Lippincott-Raven Publishers，1999.

31.Komor AC，Kim YB，Packer MS，et al. Programmable editing of a target base in genomic DNA without double-stranded DNA cleavage. Nature，2016，533（7603）：420-424.

出版者后记
Postscript

1 年时间，365 个日夜，300 位权威专家对每本书每个细节的精雕细琢，终于，我们怀着忐忑的心情迎来了《中国医学临床百家》丛书的出版。我们科学技术文献出版社自 1973 年成立即开始出版医学图书，40 余年来，医学图书的内容和出版形式都发生了很大变化，这些无一不与医学的发展和进步相关。

近几年，中国的临床医学有了很大的发展，在国际医学领域也开始崭露头角。以北京天坛医院牵头的 CHANCE 研究成果改写美国脑血管病二级预防指南为标志，中国一批临床专家的科研成果正在走向世界。但是，这些权威临床专家的科研成果多数首先发表在国外期刊上，之后才在国内期刊、会议中展现。如果出版专著，又为多人合著，专家个人的观点和成果精华被稀释。

为改变这种零落的展现方式，作为科技部所属的唯一一家出版机构，我们有责任为中国的临床医生提供一个系统展示临床研究成果的舞台。为此，我们策划出版了这套高端医学专著——《中国医学临床百家》丛书。"百家"既指临床各学科的权威专家，也取百家争鸣之义。

丛书中每一本书阐述一种疾病的最新研究成果及专家观点，按年度持续出版，强调医学知识的权威性和时效性，以期细致、连续、全面展示我国临床医学的发展历程。与其他医学专著相比，本丛书具有出版周期短、持续性强、主题突出、内容精练、阅读体验佳等特点。在图书出版的同时，同步通过万方数据库等互联网平台进入全国的医院，让各级临床医师和医学科研人员通过数据库检索到专家观点，并能迅速在临床实践中得以应用。

在与专家们沟通过程中，他们对丛书出版的高度认可给了我们坚定的信心。北京协和医院邱贵兴院士表示"这个项目是出版界的创新……项目持续开展下去，对促进中国临床学科的发展能起到很大作用"。北京大学第一医院霍勇教授认为"百家丛书很有意义"。复旦大学附属华山医院毛颖教授说"中国医学临床百家给了我们一个深度阐释和抒发观点的平台，我愿意将我的学术观点通过这个平台展示出来"。我们感谢这么多临床专家积极参与本丛书的写作，他们在深夜里的奋笔，感动着我们，鼓舞着我们，这是对本丛书的巨大支持，也是对我们出版工作的肯定，我们由衷地感谢！

在传统媒体与新兴媒体相融合的今天，打造好这套在互联网时代出版与传播的高端医学专著，为临床科研成果的快速转化服务，为中国临床医学的创新及临床医师诊疗水平的提升服务，我们一直在努力！

科学技术文献出版社

2016 年春

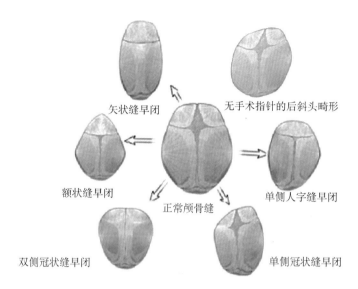

矢状缝早闭

无手术指针的后斜头畸形

额状缝早闭

正常颅骨缝

单侧人字缝早闭

双侧冠状缝早闭

单侧冠状缝早闭

彩插 1 不同颅缝发生早闭后导致头颅畸形示意图

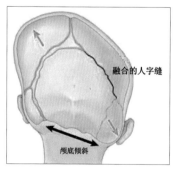

融合的人字缝

颅底倾斜

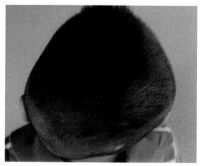

彩插 2 后枕部刀劈状短头畸形

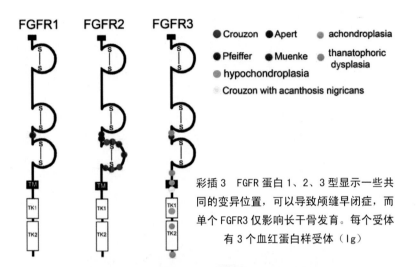

彩插 3　FGFR 蛋白 1、2、3 型显示一些共同的变异位置，可以导致颅缝早闭症，而单个 FGFR3 仅影响长干骨发育。每个受体有 3 个血红蛋白样受体（Ig）

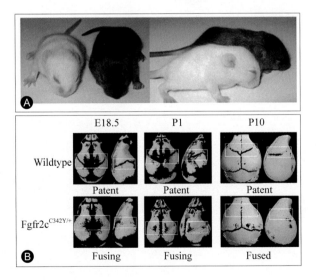

图 A：小鼠模型，白色：杂合子，棕色：野生型；图 B：小鼠冠状缝闭合 MicroCT 检测

彩插 4　FGFR2^{C342Y}/+ 小鼠模型的建立、MicroCT 表型分析

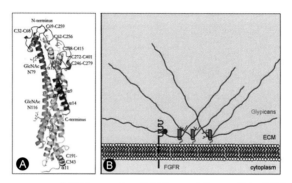

彩插 5　glypican 3 作用于 FGFR 和下游蛋白 BMP 之间，可能和成骨异常有关

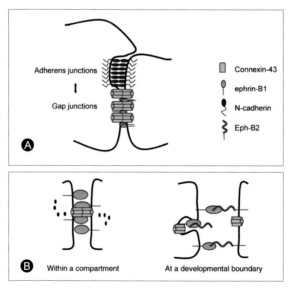

图 A：建立细胞连接。在发育中的颅骨上，表达 ephrinB1 的细胞通过 GJC
相互连接，从而激活第二信使，产生相关作用；图 B：在 EFNB1 嵌合突变
的胚胎中，ephrin+/ephrin− 两种细胞的相互作用抑制了 GJC，从而使两种不
同的细胞失去了稳定的细胞间连接

彩插 6　EFNB1 嵌合突变导致细胞连接异常

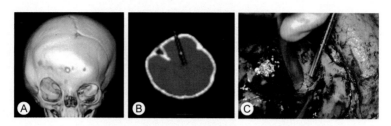

图 A：三维 CT 显示右侧冠状缝早闭；图 B：平扫 CT 显示蝶骨脊和眶上缘
联合嵌入脑组织内；图 C：术中所见嵌入脑组织内的蝶骨脊
　　　彩插 7　斜头畸形的眶上缘与蝶骨脊一起嵌入脑组织内

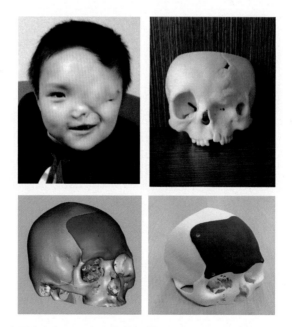

彩插 8　上图为患者及 3D 打印的头颅模型；下图为计算机设计和真实 3D 打
印的模型

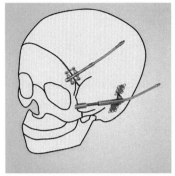

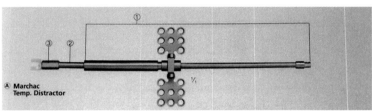

Ⓐ Marchac
Temp. Distractor

彩插 9　Eric 和 Marchac 内置式牵引器

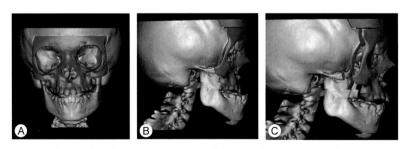

图 A：术前正面截骨范围设计；图 B：术前侧面设计；图 C：预拟中面部前移的
设计

彩插 10　基于 CT 数据资料的术前设计

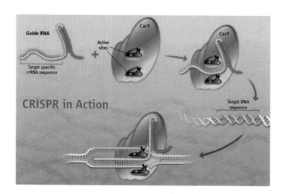

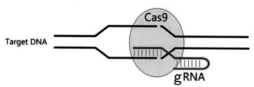

彩插 11　基因编辑原理图

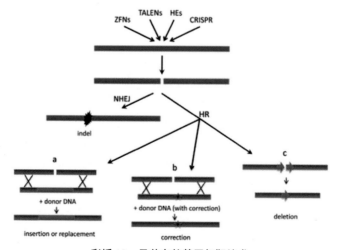

彩插 12　目前有的基因打靶技术

One Step Generation of Mice With Mutiple Mutations

Predefined Precise Mutations

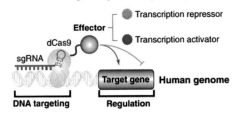

彩插 13　用 CRISPR-Cas9 受精卵显微注射动物模型示意图

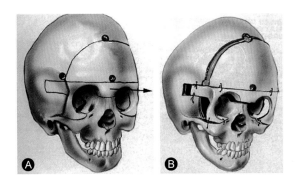

彩插 14　CRISPR-Cas9 对下游信号序列调控

图 A：截骨示意图术前；图 B：截骨示意图术后
彩插 15　额眶前移及额颅塑形手术

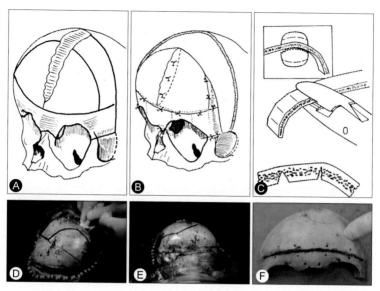

图 A：手术设计图；图 B：术后额眶前移固定后；图 C：术中骨塑形图 D：颅顶设计额颅骨板；图 E：设计后正面观；图 F：额颅骨板重置于额眶带上

彩插 16　双侧额眶部的截骨成形术

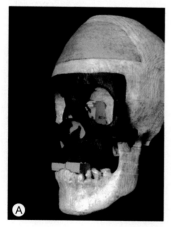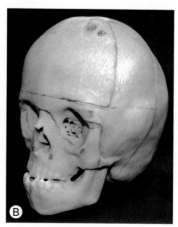

图 A：头颅纸质模型；图 B：头颅石膏粉模型

彩插 17　按照 CT 原始数据打印的头颅模型

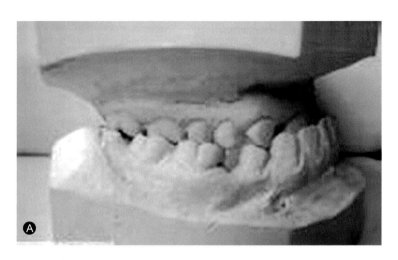

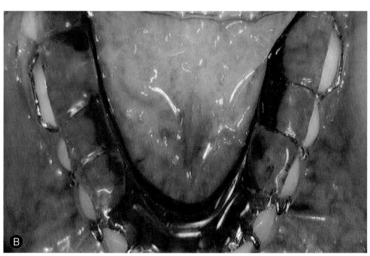

图 A：石膏牙模；图 B：咬合牙垫

彩插 18　术前准备的石膏牙模和咬合牙垫

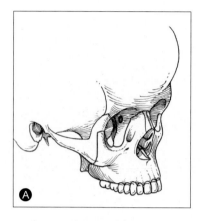
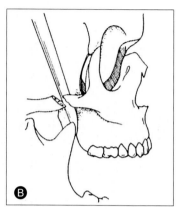
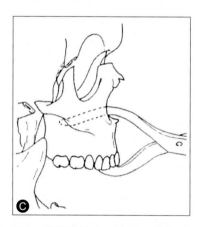
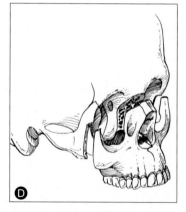

图 A：截骨线设计；图 B：断开颧弓，凿断颌连接；图 C：用上颌骨持骨钳
拉出中面部；图 D：上颌骨前移后

彩插 19　Le Fort Ⅲ型截骨前移术